CLAUDIA LENZ
WOLFGANG LINK

LYMPH-DRAINAGE

Schwellungen und **Ödeme**
selbst **behandeln**

CLAUDIA LENZ
WOLFGANG LINK

LYMPH-DRAINAGE

Schwellungen und **Ödeme** selbst **behandeln**

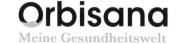

Inhalt

Lymphatische Probleme ... 6
Was ist die Lymphe? ... 8
Das Lymphödem: Wenn die Lymphe nicht mehr fließt ... 9

Das lymphatische System ... 15
Lymphbahnen und Lymphe ... 16
Was lässt die Lymphe fließen? ... 20

Lymphtherapie ... 22
Manuelle Lymphdrainage gestern und heute ... 24
Lymphtherapie – Ein komplexes Behandlungskonzept ... 25
Manuelle Lymphtherapie – Basiswissen ... 26
Grifftechniken ... 27
Lymphfördernde Faszienarbeit ... 30
Die Abfolge der manuellen Behandlung ... 33

Manuelle Lymphdrainage – Selbsthilfe ... 34
Vorbemerkungen ... 36
Lockern und Dehnen ... 38
Aktivierung des gesamten Lymphsystems ... 42
Die individuelle Lymphdrainage ... 46

Ein lymphfreundlicher Alltag ... 51
Die Jeden-Tag-Lymphgymnastik ... 52
Sportliche Betätigung ... 54
Hautpflege und -schutz ... 56

Die Ernährung unterstützt den Lymphfluss ... 58
Die Prinzipien einer lymphfreundlichen Ernährung ... 60

Lymphfreundlich essen: Rezepte 66

Frühstück 68

Ananas-Limetten-Smoothie 69
Grapefruit-Frühstücksdrink 71
Grüner Entschlacker 73
Fruchtsalat »Healthy« 75
Erdbeer-Bruschetta 76

Salate und Suppen 78

Fruchtiger gebratener Spargelsalat 79
Melonensalat mit Geflügel und Feta 81
Rote-Bete-Salat 83
Quinoa-Tabouleh 85
Möhrensüppchen 87
Brennnesselsuppe 89
Rote-Bete-Suppe 91

Hauptgerichte 92

Sellerieschnitzel mit Limettenquark 93
Gebackene Süßkartoffel mit Avocadocreme 95
Kartoffel-Blumenkohl-Curry 97
Gratiniertes Fenchel-Paprika-Gemüse 99
Garnelen mit Mangold und Kürbis 101
Lachsfilet mit Belugalinsensalat 103
Backofen-Zander 105
Gebratener Chicorée im Schinkenmantel 107
Spargel mit Sesam-Hähnchen 109
Mediterranes Hähnchen mit Gemüse 110
Toscana Fleischbällchen 113
Filetstreifen mit Pilzen 114

Kleinigkeiten 116

Homemade Knäckebrot 117
Zucchini mit Quinoafüllung 119
Pastinaken-Pommes 121
Asiatische Gemüsepfanne mit Buchweizennudeln 123
Zucchini-Spaghetti mit Garnelen 125
Hähnchenspieße mit spicy Sauce 127

Süßes 128

Kirschenmichel 129
Quark-Tiramisu 130
Ingwer-Shot 133
Brennnesseltee 135
Kardamom-Löwenzahntee 137

Rezeptübersicht 138

Die Autoren 142

Claudia Lenz 142
Wolfgang Link 143

Impressum 144

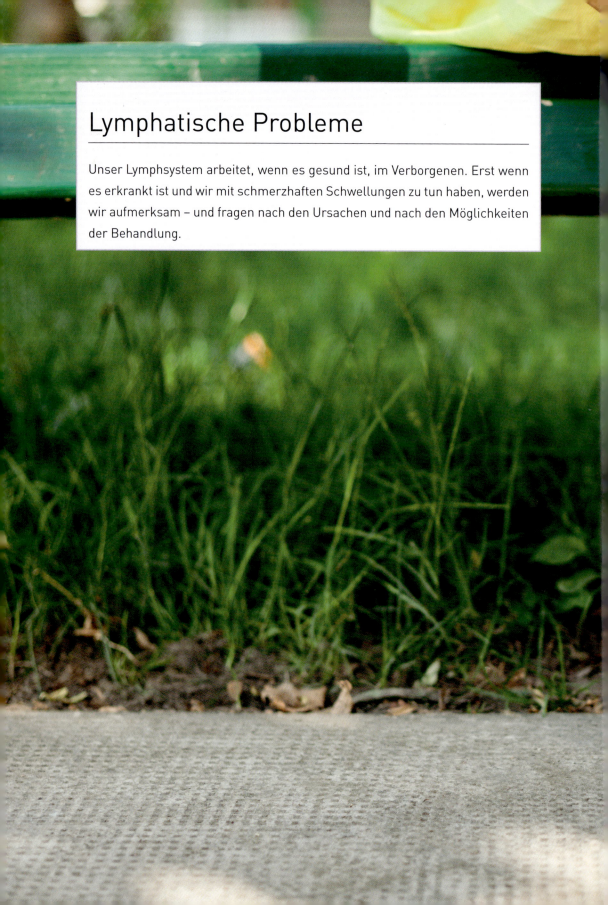

Lymphatische Probleme

Unser Lymphsystem arbeitet, wenn es gesund ist, im Verborgenen. Erst wenn es erkrankt ist und wir mit schmerzhaften Schwellungen zu tun haben, werden wir aufmerksam – und fragen nach den Ursachen und nach den Möglichkeiten der Behandlung.

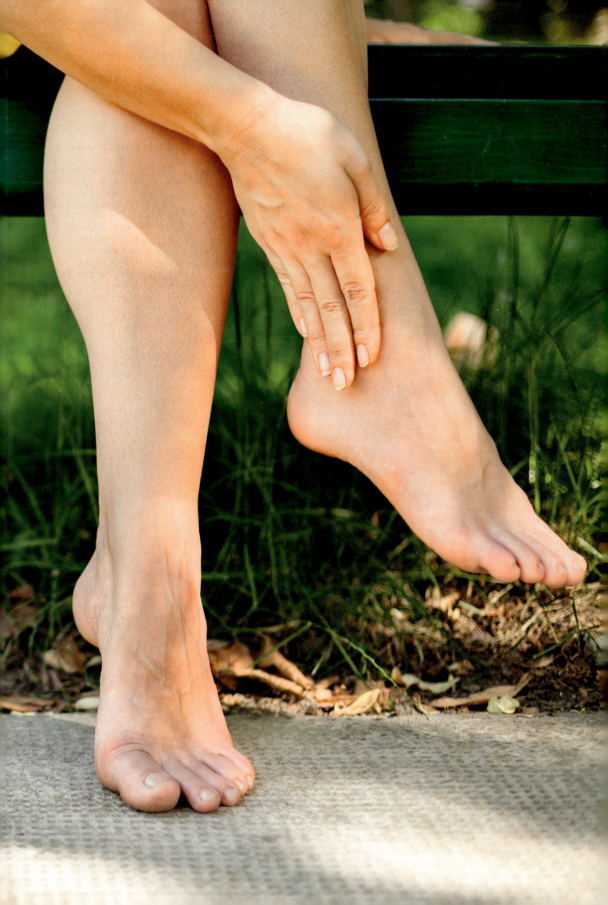

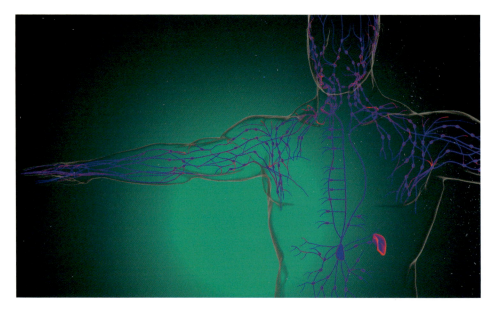

Das Lymphsystem stellt in unserem Körper das zweite wichtige Transportsystem neben dem Blutkreislauf dar. Es arbeitet, sofern es gesund ist, ohne dass wir etwas davon verspüren.

Was ist die Lymphe?

Das Lymphsystem ist uns viel weniger bekannt als etwa das System unseres Blutkreislaufs. Der Grund dafür liegt darin, dass das Lymphsystem so sehr im Verborgenen arbeitet – solange es gesund ist. Im Gegensatz dazu bekommen wir von unserem Blutkreislauf auch dann eine ganze Menge mit, wenn wir kerngesund sind: Das beginnt bei den an verschiedenen Körperstellen deutlich sichtbaren Adern, etwa auf der Hand, geht weiter mit dem an mehreren Aorten fühlbaren Puls, bis hin zum sichtbaren Blut bei Verletzungen.

Die Lymphflüssigkeit dagegen bekommen wir nur selten zu sehen – bzw. nehmen sie nicht so sehr wahr. Und das, obwohl das Lymphsystem nach den Blutbahnen das zweitwichtigste Transportsystem in unserem Körper ist. Lymphflüssigkeit, kurz Lymphe, hat eine wässrige Konsistenz und eine hell-milchige bis leicht gelbliche Farbe. Sie besteht aus Gewebsflüssigkeit und den darin gelösten Stoffen.

Auch feste Teilchen sind enthalten, darunter Eiweißstoffe (wie Hormone und Enzyme) und Fettmoleküle sowie Abbauprodukte aus den Zellen und unschädlich gemachte Krankheitserreger, die abtransportiert werden müssen. Ein weiterer sehr wichtiger Bestandteil der Lymphe sind die Lymphozyten: Abwehrzellen unseres Immunsystems.

Das Lymphödem: Wenn die Lymphe nicht mehr fließt

Dass wir neben unseren Adern noch dieses andere komplexe System an Leitungsbahnen in unserem Körper haben, wird uns meist erst bewusst, wenn bereits ein Lymphproblem besteht. Deutlich sichtbares äußeres Zeichen ist dann eine Schwellung, fachsprachlich Ödem.

Diese Schwellung entsteht durch eine unnatürliche Ansammlung von Lymphflüssigkeit, weil Lymphbahnen eng oder gar versperrt sind. Die Lymphe staut sich, die betroffene Region schwillt an. Ein Lymphödem ist das Leitsymptom bei Lymphstörungen.

Steckbrief Lymphödem

Lymphödeme treten am häufigsten an den Extremitäten auf, also an Armen oder Beinen. Grundsätzlich können sie aber auch in allen anderen Regionen des Körpers entstehen, etwa im Gesicht, am Hals oder auch am Rumpf.

Während das primäre Lymphödem in den meisten Fällen beidseitig auftritt, ist ein sekundäres Lymphödem meist nur einseitig zu beobachten – auf der Körperseite, an der die Lymphbahnen geschädigt wurden.

Ein Lymphödem ist bereits im Anfangsstadium auch für den Laien gut zu identifizieren: Auf Druck mit einem Finger entsteht eine Delle, die sich nur langsam wieder zurückbildet. Das ist der Zeitpunkt, zu dem die medizinisch begleitete Therapie beginnen muss.

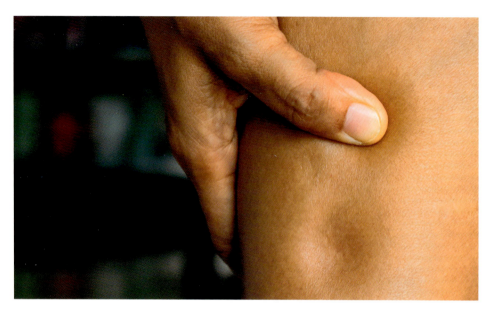

Es bildet sich auf Fingerdruck eine Delle, die sich nur zögernd wieder zurückbildet: Das ist das Anfangsstadium eines Lymphödems. Wer jetzt aktiv wird, kann eine (weitere) Schädigung des Gewebes noch zuverlässig verhindern.

Im fortgeschrittenen Stadium ist bereits mehr und mehr Lymphflüssigkeit in die Zwischenzellbereiche eingedrungen. Die Haut ist an den besonders stark geschwollenen Stellen prall und gespannt, viel Gewebe wird dort unumkehrbar geschädigt. Das Lymphödem wird zunehmend schmerzhafter.

Mögliche Ursachen für ein Lymphödem

Sofern es sich nicht um eine angeborene, medizinisch ausgedrückt »primäre«, Lymphschwäche handelt, sind es am häufigsten entzündete oder auch vernarbte Lymphgänge, die den Weiterfluss der Lymphe behindern und zu einem Lymphödem führen.

- Zu Narben an den Lymphbahnen kommt es beispielsweise nach der Bestrahlung oder Entfernung von Lymphknoten (etwa bei einer Krebsbehandlung).

- Aber auch durch Verletzungen und Operationen, die nicht das Lymphsystem selbst betreffen, können Lymphbahnen geschädigt werden und vernarben.

- Des Weiteren gehören entzündliche Erkrankungen zu den Ursachen für Lymphödeme, z. B. solche aus dem rheumatischen Formenkreis. Auch sie schädigen unter anderem Lymphbahnen am Ort der Erkrankung, was zu Vernarbungen und Verklebungen führen kann und in der Folge zum Lymphstau.

Nicht zuletzt kann auch Übergewicht zu einem Lymphödem führen: indem das massige Gewebsfett auf die Lymphgefäße drückt und die Lymphe staut.

All diese vorangehend beschriebenen Lymphödeme werden von Medizinern »sekundär« genannt, was so viel bedeutet wie »aus einer anderen Erkrankung oder Schädigung entstanden«.

Auf eine krankhafte Veränderung von Fettzellen, die zunächst zum sogenannten Lipödem führt, nach Jahren aber auch häufig von einem Lymphödem begleitet wird, gehen wir in diesem Buch nicht tiefer ein. Diese Art eines kombinierten Ödems bedarf in jedem Fall einer individuellen medizinisch begleiteten Therapie.

> **Das primäre Lymphödem**
>
> Gar nicht selten ist eine angeborene Schwäche des Lymphsystems. Die daraus entstehenden Ödeme zeigen sich jedoch erst im Lauf des Lebens, etwa in Zeiten von Hormonumstellungen oder auch durch äußere Trigger wie z. B. einen Sonnenbrand. Charakteristischerweise tritt ein solches, fachsprachlich »primäres Lymphödem« beidseitig auf. Es beginnt zumeist an den Zehen und Füßen, seltener an den Händen.

Lymphatische Probleme

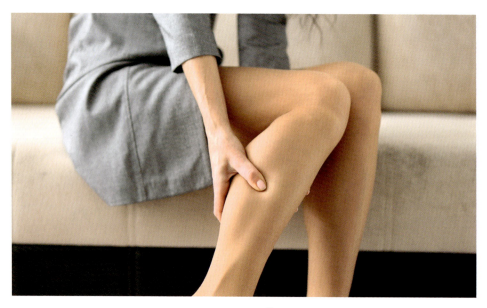

Ganz unterschiedliche Ursachen können zu einer Überlastung des Lymphsystems und zu Lymphödemen führen. Von außen sind diese zunächst nicht zu erkennen.

Die Lymphödem-Therapie

Ein Lymphödem muss in jedem Fall möglichst früh therapiert werden, denn es kann sich nicht spontan zurückbilden. Wird es nicht rechtzeitig behandelt, kann die Haut in dem aufgedunsenen Bereich durch die ständige starke Spannung geschädigt werden. Das wiederum bietet Krankheitserregern wie Bakterien und Pilzen allzu leichten Zugang und kann zu schlimmen Entzündungen führen.

Darüber hinaus kommt es in den angeschwollenen Bereichen mit der Zeit unweigerlich zu einer schädlichen Vermehrung von Bindegewebe, was das Gewebe unumkehrbar verhärten lässt. Durch die Verhärtung wiederum kann langfristig die Beweglichkeit eingeschränkt werden.

Im Infokasten (rechts) finden Sie eine Auflistung der vielfältigen Möglichkeiten der Lymphödem-Therapie – auch Lymphentstauungstherapie genannt –, die idealerweise komplett ausgeschöpft werden sollten.

Lymphdrainage

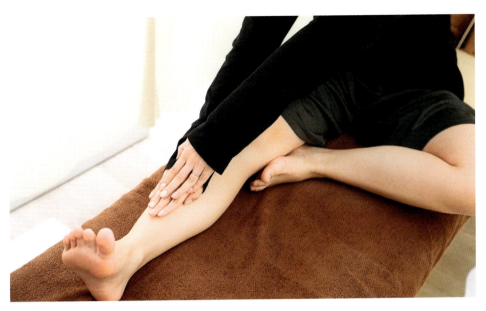

Das Tragen von Kompressionsstrümpfen, eine auf die individuellen Lymphprobleme abgestimmte Bewegungstherapie sowie eine sorgfältige Hautpflege sind wichtige Pfeiler der Lymphtherapie.

Das System der Lymphentstauungstherapie

- manuelle Lymphdrainage (eventuell ergänzt um maschinelle Lymphdrainage)
- Hautpflege
- Kompression (Bandagierung/Kompressionsstrümpfe)
- auf den Patienten abgestimmte Bewegungstherapie

Zusätzliche unterstützende Selbsthilfe, auf die wir in diesem Buch im Speziellen mit Informationen und praktischen Anleitungen eingehen:

- Lymphdrainage in Selbsttherapie (nach Rücksprache, ggf. Anleitung durch den Therapeuten)
- angepasste sportliche Betätigung
- lymphfreundliche Ernährung (gesundes Trinken, basische Ernährung, entwässernde Pflanzenkost)

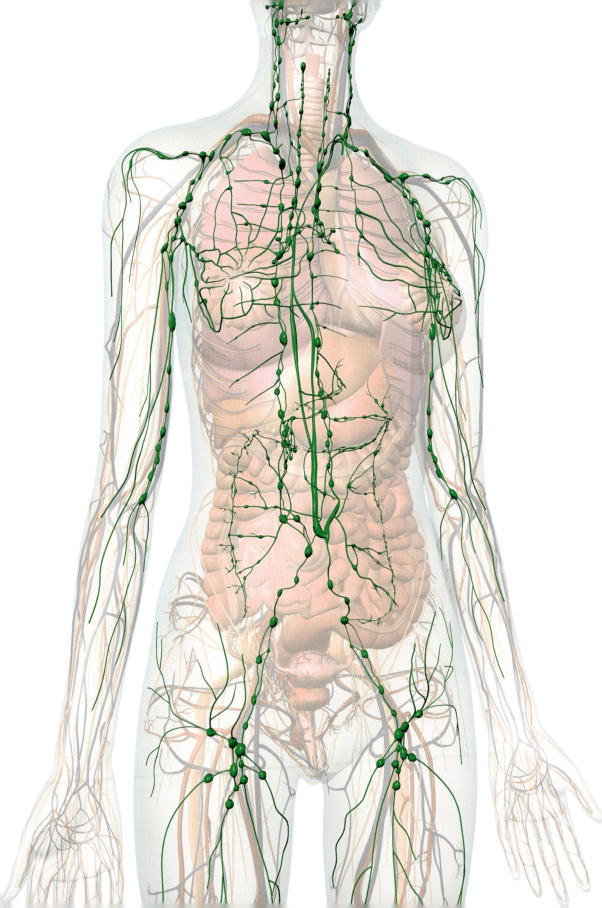

Das lymphatische System

Das Lymphsystem ist in unserem Körper neben dem Blutkreislauf das wichtigste Transportsystem. Mit der Lymphe werden abgebaute Stoffe wegtransportiert sowie Nährstoffe, Hormone, Enzyme und auch Immunzellen an die Orte ihrer Funktion befördert. Erfahren Sie in diesem Kapitel mehr über dieses so unbekannte Wegesystem.

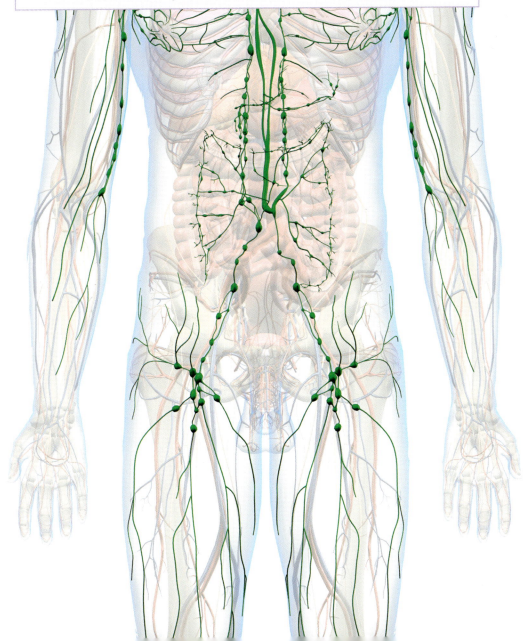

Das lymphatische System

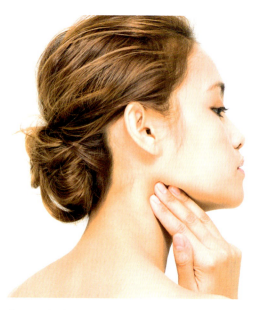

Trotz seiner so bedeutenden Funktionen wie der Entgiftung und der Immunabwehr, ist das Lymphsystem für viele ein unbekannter Teil des Körpers.

Lymphbahnen und Lymphe

Anders als der Blutkreislauf ist das Lymphsystem kein geschlossenes Ringsystem. Es funktioniert vielmehr wie ein Wassersystem, bei dem sich zahllose Rinnsale zunächst nach und nach zu Bächen vereinen, die im weiteren Verlauf eine Vielzahl von Flüssen ergeben, die sich wiederum zu einigen wenigen großen Strömen vereinen und schließlich ihre Flüssigkeit in zwei Mündungen ergießen: in den Blutkreislauf.

Zu Beginn, in ihren feinsten Verästelungen sind die Lymphbahnen fast ebenso zart wie unsere feinsten Blutgefäße, die Kapillaren. Sie liegen in allen Bereichen unseres Gewebes. Hier beginnt der Weg der Lymphe.

Lymphdrainage

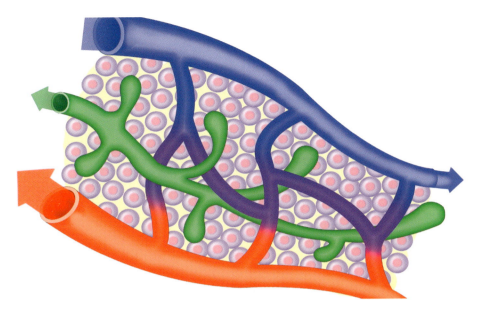

Über die Lymphbahnen (grün) wird das Gewebe entwässert, werden Stoffwechselprodukte abtransportiert und Immunzellen dem Blutkreislauf zugeführt.

Die Quelle der Lymphe

Bleiben wir beim Bild des Wassersystems, wären wir nun also auf der Suche nach den Quellen für die Lymphflüssigkeit. Sie besteht in ihrem flüssigen Teil aus Blutplasma, also dem durchsichtigen, zellfreien Bestandteil unseres Blutes. Doch wie kommt das Blutplasma in die Lymphbahnen?

Um unsere Zellen mit Nährstoffen zu versorgen, tritt Blutplasma aus den Kapillaren unseres Blutkreislaufs in das Zwischenzellgewebe über. Doch nur etwa 90 Prozent des Plasmas können nach dem Zellkontakt wieder zurück in die Blutgefäße aufgenommen werden. Etwa 10 Prozent müssen über das Lymphsystem abtransportiert werden. Das stellt die Grundsubstanz der Lymphe dar. In die kleinsten Lymphgefäße mit aufgenommen werden u. a. Zelltrümmer sowie unschädlich gemachte Krankheitserreger – sie werden im Lymphstrom weitertransportiert.

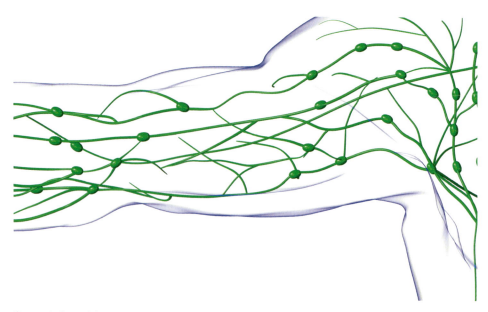

Gesunde Lymphknoten sind beim Menschen nur wenige Millimeter bis ca. 1,5 cm groß und bohnenförmig oder unregelmäßig geformt. In der Leiste und am Hals können sie auch bis zu 2 cm groß werden.

Durchflussstationen: Die Lymphknoten

Aus den winzig dünnen Lymphgefäßen werden, je näher zum Rumpf sie sich befinden, immer größere Bahnen. Diese münden in Lymphknoten. Der Mensch besitzt mehrere Hundert davon, die in Gruppen angeordnet sind. Wichtige Zonen mit besonders vielen Lymphknoten sind die Leisten, der Bauchraum, Achseln und Brust sowie Kopf und Hals (siehe die Grafiken am Kapitelanfang, S. 14/15).

In den Lymphknoten wird die Lymphe von darin enthaltenen schädlichen Stoffen entgiftet. Dies geschieht durch eine Art Filterung, und dabei gelangt etwa die Hälfte des wässrigen Anteils der Lymphe zurück in den Blutkreislauf. Neben der Entgiftung haben die Lymphknoten auch noch eine weitere sehr wichtige Aufgabe: In ihnen reifen Abwehrzellen, sogenannte Lymphozyten. Sie sind ein wichtiger Bestandteil unseres Immunsystems und gelangen über den weiteren Weg der

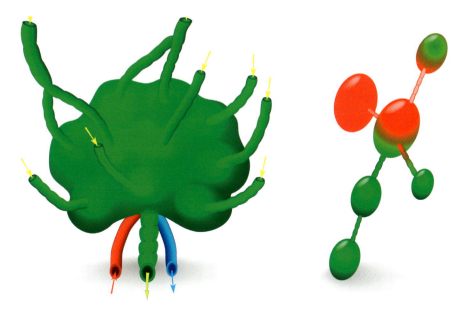

Wenn das Immunsystem damit beschäftigt ist, schädigende Eindringlinge und damit einen Infekt abzuwehren, schwellen die Lymphknoten an und verdicken sich (rote Knoten in der Grafik).

Lymphe ins Blut und damit in den gesamten Körper. Nach den Lymphknoten wird die Lymphe in großen Sammelbahnen weitertransportiert, Richtung oberer Brustkorb. Dort wird sie in den Blutkreislauf eingespeist.

Die Aufgaben des Lymphsystems

- Transport von Fetten (viele Fettmoleküle sind sehr groß und passen nicht durch die Poren der Blutkapillaren), von Enzymen, Hormonen und Gerinnungsfaktoren
- »Müllabfuhr« für Zellteile, Bakterien(trümmer), Viren, Eiweißmoleküle und schädliche Stoffwechselprodukte aus den Zellzwischenräumen
- Produktion und Weiterverteilung von Abwehrstoffen unserer Immunabwehr (Lymphotzyten)

Was lässt die Lymphe fließen?

Die Lymphbahnen stellen ein offenes System dar, und daher kann der Fluss der Lymphe nicht durch eine Art Herz als Motor in Gang gehalten werden.

Dennoch fließt die Lymphe – sofern wir gesund sind – unablässig und in der richtigen Richtung: aus den rumpffernen Bereichen in Richtung der Schlüsselbeine, wo sich die Kopplungsstelle des Lymphsystems zum Blutkreislauf befindet. Allerdings ist die Fließgeschwindigkeit der Lymphe viel langsamer als die von Blut.

Damit der stetige Weitertransport der Lymphe funktioniert, wirken viele einzelne Mechanismen zusammen:

- In den noch recht kleinen Lymphgefäßen, die aus der Vereinigung einiger weniger Lymph-Rinnsale entstehen, befinden sich vereinzelt Muskelzellen, die durch Zusammenziehen helfen, die Lymphe weiterzutransportieren.

- Indirekt tragen auch die großen Skelettmuskeln bei jeder unserer Bewegungen zum Lymphfluss bei, indem sie die Lymphbahnen komprimieren.

- Ebenfalls indirekt kann der Herzschlag die Lymphe weitertreiben: über das Pulsieren des Blutes in anliegenden Adern.

- Durch unsere Atmung werden die Lymphgefäße im Brust-Bauchraum ständig und rhythmisch leicht massiert, was ebenfalls den Lymphstrom mit in Gang hält.

- In den größeren Lymphsammelgefäßen befinden sich Klappen, ähnlich denen in den Venen, die zwar nicht aktiv arbeiten, aber einen Rückstrom der Lymphe verhindern können. Zwischen diesen Klappen befinden sich Regionen mit eigener Muskulatur, die sich regelmäßig zusammenziehen und damit die Lymphe in den nächsten Klappenabschnitt befördern.

Lymphdrainage

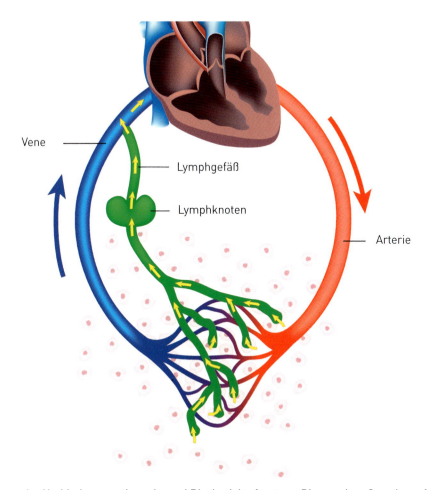

Schema der Verbindung von Lymph- und Blutkreislaufsystem: Die aus dem Gewebe aufgenommene Lymphe wird herznah ins Blut eingespeist.

Die »Kupplungsstelle«

Das Lymphsystem mündet in den Blutkreislauf. Der Übergang liegt beidseits hinterhalb der Schlüsselbeine. Hier wird die Lymphe über große Venen wieder in den Blutstrom eingespeist.

Der Sinn dieser Verbindung: Mit der Lymphe können Flüssigkeit und Nährstoffe recycelt sowie die in den Lymphknoten produzierten Abwehrstoffe über den Blutkreislauf im ganzen Körper verteilt werden.

Lymphtherapie

Die Behandlung von Lymphstörungen umfasst ein ganzes Bündel an ganzheitlichen Maßnahmen, um die Lymphflüssgkeit wieder in Schwung zu bringen. Wir legen in diesem Kapitel den Fokus auf die massierenden Techniken.

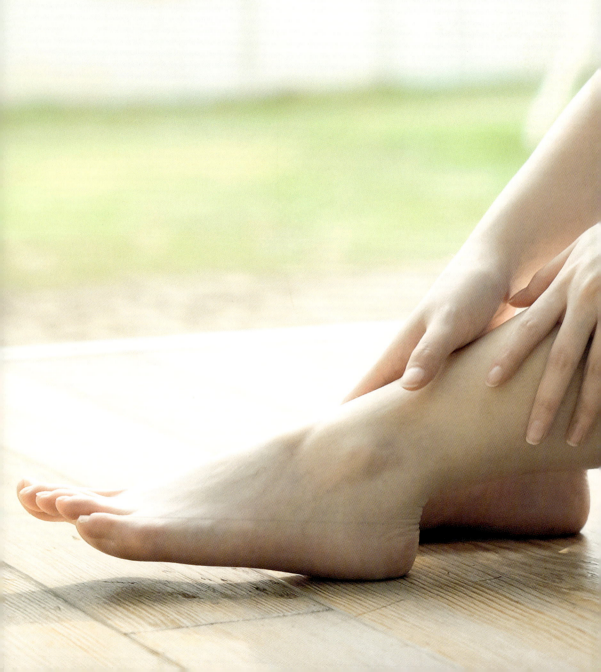

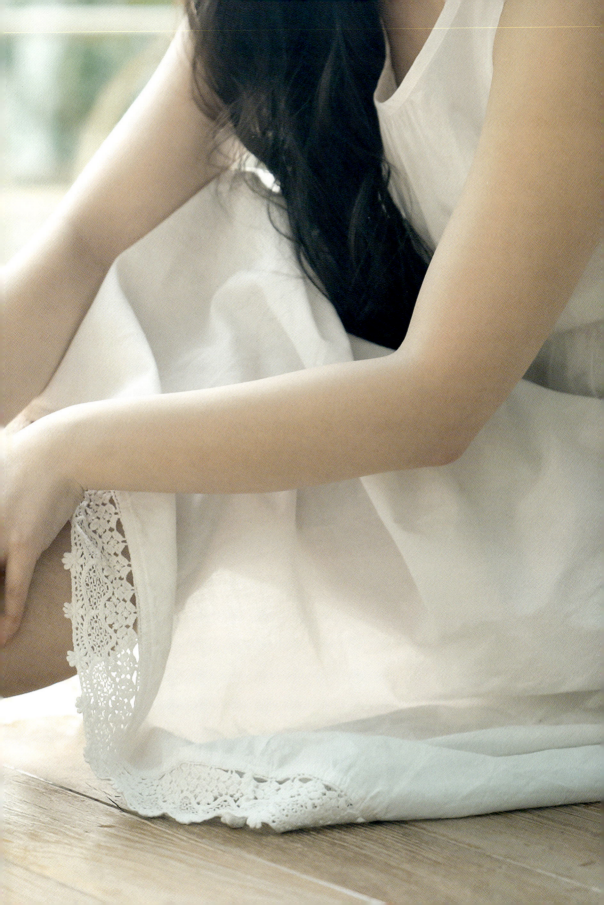

Manuelle Lymphdrainage gestern und heute

Bereits im ausgehenden 19. Jahrhundert gab es zur Lymphdrainage wichtige Erkenntnisse. Damals setzten sich Chirurgen mit der Behandlung von Lymphödemen auseinander, die in Folge von Operationen, oft von Krebsgeschwüren entstanden waren. In den Wirren des ausgehenden 19. und der ersten Jahrzehnte des 20. Jahrhunderts geriet die Lymphdrainage jedoch wieder aus dem Fokus der Mediziner.

Erst in den 1930er-Jahren entwickelte Emil Vodder, dänischer Biologe und Physiotherapeut, mit seiner Frau Estrid eine genaue Technik der manuellen, d.h. durch spezielle Handgriffe durchgeführten, Lymphdrainage. Vodder gilt damit als Begründer einer systematischen medizinischen Massage, mit deren Hilfe gestaute Lymphflüssigkeit abfließen soll.

Bis sich die Lymphdrainage in der Schulmedizin etablieren konnte, sollte es allerdings weitere Jahrzehnte dauern. Dabei wurde Vodders Ur-Lymphdrainage von verschiedenen Medizinern weiterentwickelt. Und so gab es Anfang der 1980er-Jahre schließlich drei bedeutende Richtungen der manuellen Lymphdrainage (kurz MLD): MLD nach Vodders (weitergeführt von seinem Schüler Günther Wittlinger), MLD nach Dr. Johannes Asdonk, MLD nach Michael Földi und seiner Frau Prof. Dr. Etelka Földi.

Auch wenn diese drei Schulen sich in Feinheiten unterscheiden, lehrten und lehren sie in den wesentlichen Punkten dasselbe. An den grundsätzlichen Handgriffen und an der methodischen Vorgehensweise bei der konkreten Behandlung von Lymphstauungen hat sich bis heute wenig geändert.

In der praktischen Behandlung wird die manuelle Lymphdrainage inzwischen mit vielen anderen Aspekten der Physiotherapie kombiniert, etwa mit Reflexzonenmassage, Faszienmassage, Yogaübungen, Wasseranwendungen, entspannenden Atemtechniken und Bewegungskomponenten wie Ausdauersport und Mobilisierungsübungen.

Lymphtherapie – Ein komplexes Behandlungskonzept

Zur wirksamen Behandlung eines Lymphödems hat es sich bewährt, mit einem ganzen Bündel an Maßnahmen zu arbeiten, die sich gegenseitig ergänzen. Diese setzen an verschiedenen Stellen des Systems an und können in einem hohen Umfang auch vom Patienten unterstützt und sogar von ihm/ihr eigenständig durchgeführt werden:

- mittels manueller Lymphdrainage (durch den Therapeuten) ggf. ergänzt durch maschinelle Lymphdrainage,
- mit einer Kompressionsbandagierung (ebenfalls durch medizinische/therapeutische Fachkräfte),
- später mit Kompressionsstrümpfen (die nach Anleitung selbst angelegt werden können),
- mit (Reha-)Sport in Kompression (nach anfänglicher Anleitung auch allein).

Diese Maßnahmen sollten von Anfang an begleitet werden durch vielfältige zuhause individuell durchgeführte Therapiebausteine. Dazu gehören:

- unterstützende manuelle Lymphdrainage und andere lymphaktivierende Behandlungen (während der Erhaltungstherapie oder vorbeugend),
- regelmäßige angemessene körperliche Aktivität,
- Atem- und Entspannungsübungen,
- eine lymphgesunde Ernährung.

All diese Maßnahmen bewirken,

- dass die Lymphflüssigkeit besser abfließen kann,
- dass schmerzhaft verhärtetes Bindegewebe gelockert wird,
- dass das Lymphgefäßsystem ganz allgemein aktiviert und gestärkt wird.

In Summe ergibt sich aus all diesen Bausteinen ein insgesamt lymphgesunder individueller Lebensstil, der hilft, Beeinträchtigungen und Schädigungen durch ein Lymphödem auf ein Mindestmaß zu reduzieren.

Manuelle Lymphtherapie – Basiswissen

Die Behandlung eines Lymphödems mithilfe der Hände ist zentraler Bestandteil der entstauenden Maßnahmen. Kreisförmige Bewegungen in Kombination mit bestimmten Pump-, Schöpf- und Drehgriffen regen den Fluss der Lymphe an. Diese Behandlung ist keinesfalls mit einer herkömmlichen Massage zu vergleichen, bei der es oft um eine Wirkung des Drucks bis weit in die Tiefe geht.

Die Aktivierung des Lymphflusses geschieht vielmehr durch gezielte sanfte Verschiebung der Haut und der knapp darunterliegenden Schichten mit nur sehr wenig Druck.

> **Sanfte Bewegung mit Tiefenwirkung**
>
> Unsere Lymphgefäße liegen in verschiedenen Ebenen. Die meisten befinden sich recht oberflächlich und verlaufen entlang großer Venen. Daneben gibt es auch tief liegende Lymphgefäße, sie entwässern Muskeln, Gelenke, Knochen und natürlich die Organe. Die oberflächlichen Lymphbahnen sind mit denen tief im Gewebe durch Quergänge verbunden. Auch das macht die manuelle Lymphdrainage so wirksam. Durch die sanfte Massage wird der Lymphfluss der Lymphgefäße unter der Hautoberfläche angeregt, wodurch in der Folge auch die tiefliegenden Lymphgefäße (über die Querverbindungen) besser entleert werden.

Lymphdrainage

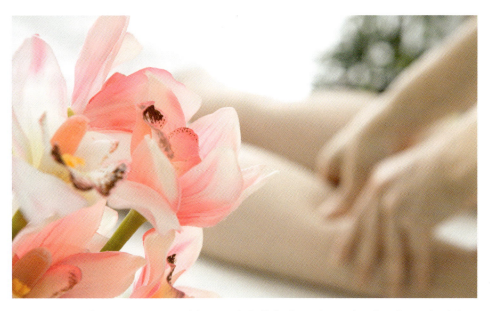

Um den Lymphfluss anzuregen, reicht grundsätzlich ein recht sanfter Druck aus. In vielen Fällen haben sich Fasziengriffe als Ergänzung bewährt.

Grifftechniken

Hier werden zunächst zwei der klassischen Lymphdrainage-Griffe vorgestellt, die auch selbst angewendet werden können. Die anderen bekannten Grundgriffe aus der klassischen manuellen Lymphdrainage (Drehgriff und Pumpgriff) sind für den Laien zu komplex. Stattdessen ergänzen wir die Vorstellung von Techniken hier noch um einen Fasziengriff, der zwar nicht der klassischen MLD entstammt, den Lymphfluss dennoch gut anregen kann und der sich hervorragend für die Selbstbehandlung eignet.

Zwei Lymphdrainage-Klassiker für Zuhause
Bei den klassischen Lympdrainagegriffen arbeiten Sie ohne Öl. Ein Gleiten der Hände ist nicht erwünscht. Ziel ist vielmehr, mit den Händen, den Fingern, die Haut sanft zu verschieben. Um die Griffe einzuüben, können Sie die Bewegungsabfolge zunächst auf Ihrem (gesunden) Oberschenkel trainieren. So sehen Sie am besten, was Ihre Hände und Finger machen und wie sich die Haut darunter bewegt.

Lymphtherapie

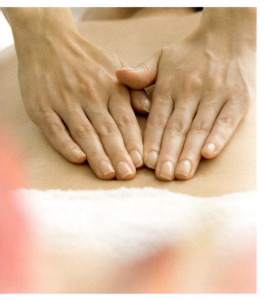

Stehender Kreis:
Die behandelnde Hand darf nicht über die Haut gleiten, sie verschiebt die Haut lediglich – daher der Name »stehender« Kreis.

Basisgriff: Der stehende Kreis

- Der stehende Kreis eignet sich besonders zur Behandlung der Bereiche mit vielen Lymphknoten (Brust- und Achselbereich, Hals, Bauch, Leisten).

- Je nach Körperteil, das bearbeitet wird, arbeiten Sie mit einer Hand oder spiegelgleich mit beiden (z. B. am Hals oder an den Leisten).

- Je nach Größe der zu behandelnden Fläche liegen Fingerspitzen, Finger oder zusätzlich auch die ganze Handfläche auf der Haut.

- Es wird kreisförmig gearbeitet, mit ansteigendem Druck in Richtung des Lymphflusses einen halben Kreis lang, dann mit abnehmendem Druck auf dem Halbkreis, der folgt.

- Der Kreis wird nur so groß beschrieben, wie die Haut sich verschieben lässt. Der Druck ist sehr sanft, gerade eben so hoch, dass die Finger nicht rutschen.

Mindestens 5 Wiederholungen.

Lymphdrainage

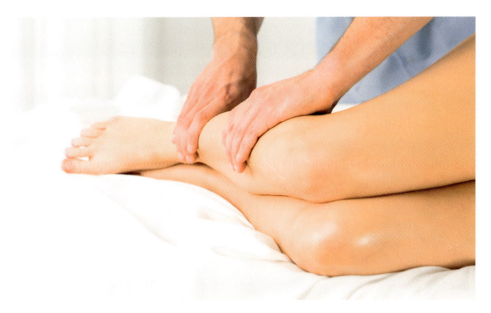

»Schöpfen« in der Lymphdrainage bedeutet, von unten nach oben in die Flüssigkeitstransportierenden Bewegungen hineinzuarbeiten.

Schöpfgriff

- Der Schöpfgriff wird an Unterarmen und Unterschenkeln angewendet.

- Die Hand liegt flach auf der Haut auf, die Finger sind parallel, nur der Daumen ist leicht abgespreizt. Daumen und Zeigefinger bilden dadurch eine Art »V«.

- Die Bewegung geht in Richtung Rumpf, dorthin zeigen auch die Fingerspitzen. Führen Sie unter sanftem Druck mit der gesamten Hand eine schöpfende Bewegung aus: nach vorwärts die Haut schiebend, während die Finger seitlich einen Kreis beschreiben. Der Kreis wird nur so groß beschrieben, wie die Haut sich verschieben lässt. Der Druck ist sehr sanft, gerade eben so hoch, dass die Finger nicht rutschen.

Mehrere Wiederholungen, dabei jedes Mal ein kleines Stück weiter Richtung Rumpf ansetzen.

> **Lymphatische Lockerungsgriffe bei verhärtetem Bindegewebe**
>
> Hier werden zwei Griffe vorgestellt, die helfen können, bereits bestehende Bindegewebsverhärtungen aufgrund eines Lymphödems zu lockern. Diese können Sie gut mit den hier vorgestellten Lymphdrainagegriffen kombinieren. Bitte besprechen Sie die eigene Anwendung aber in jedem Fall mit Ihrem Arzt/Ihrer Ärztin. Auch hier wird ohne Öl gearbeitet.
>
> - Verschiebegriff: Beide Hände liegen flach nebeneinander auf dem betroffenen Hautbereich und werden dann gegeneinander verschoben. Dabei nicht über die Haut rutschen, sondern die Haut mit verschieben (sanft arbeiten; es darf auf keinen Fall schmerzhaft sein).
> - Schüttelgriff: Mit der Fläche einer Hand bei leicht gespreizten Fingern unter leichtem Druck Rüttelbewegungen ausführen, ohne auf der Haut zu rutschen.

Lymphfördernde Faszienarbeit

Wenn Sie die Faszien von Hand bearbeiten, benötigen Sie – im Gegensatz zu den reinen Lymphgriffen – unbedingt Massageöl. Denn hierbei müssen Sie mit den Fingern, ggf. dem Handballen über die Haut gleiten und möchten mit dem Druck die darunter liegenden Strukturen erreichen.

Fasziengriffe

Mit »Faszien« wird die Gesamtheit des Bindegewebes im Körper bezeichnet. Sie bilden ein einziges großes Netzwerk von mehr oder weniger festen Fasern. Jeder Muskel, jedes Gelenk, jedes Gefäß, jedes Organ ist mit Faszien überzogen, damit befestigt und darin gebettet. Auch das Lymphsystem ist in Faszien eingelagert, läuft vielfach durch Faszienstrukturen hindurch und wird daher durch sie beein-

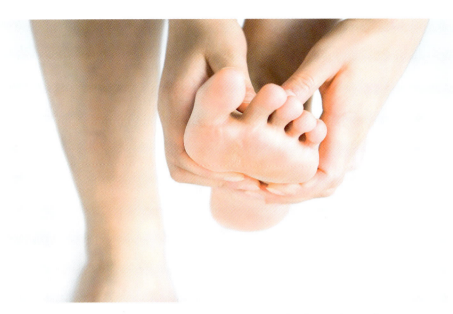

Vor allem dort, wo die feinen Wurzeln des Lymphsystems beginnen, kann eine unterstützende Massage helfen, den Fluss der Gewebsflüssigkeit anzuregen.

flusst. Sind Faszien verspannt, verklebt oder anderweitig in ihrer Funktion gestört, verlieren sie ihre Elastizität. Das wiederum verschlechtert nicht nur die Muskel- und Gelenkmobiliät, sondern beeinträchtigt auch Stoffwechselbahnen wie das Lymphsystem. Die Bindegewebsfasern geschmeidig zu machen, ist daher ein wichtiger Bestandteil der Lymphbehandlung. Eine Faszienmassage kann vor allem in den filigranen Wurzeln des Lymphsystems und den nachgelagerten Strecken im Gewebe helfen, den Lymphfluss zu aktivieren.

Die Faszienarbeit eignet sich nur für nicht ödematöse Bereiche bzw. – nach Absprache mit dem Arzt/der Ärztin – für ein Lymphödem in einem sehr frühen Stadium.

Bei der Faszienmassage wird, anders als bei der Lymphdrainage, tiefer ins Gewebe hineingearbeitet, und mit mehr Druck. Denn es sollen auch Verspannungen und Verhärtungen im Bindegewebe erreicht – und gelöst – werden, die sich noch etwas tiefer unter der Haut befinden. Dies kann durchaus leicht schmerzhaft sein, mit

Betonung auf »leicht«. Zu viel Druck ist schädlich, denn das kann zu Gewebsschäden führen. Beispiele für manuelle Faszienarbeit (ohne Hilfsmittel) finden Sie im folgenden Kapitel.

Weitere Möglichkeiten der Faszienarbeit: Faszienrolle und Faszienball

Grundsätzlich kann man statt mit den Händen auch mit einer Faszienrolle oder einem Faszienball arbeiten. Bei der Lymphdrainage kann diese Variante vor allem in den Körperbereichen hilfreich sein, an die Sie nicht gut mit den Händen hinreichen. Auch für Lymphpatienten, die nur eingeschränkt beweglich sind, eignet sich diese Art der Faszienarbeit. Nehmen Sie eventuell statt einer klassischen Faszienrolle eine etwas dünnere Rolle mit Griffen. Das erhöht die Reichweite.

Für die Lymphdrainage wichtige Zonen sind z. B.

- die äußeren Oberschenkel bis hin zum Gesäß,
- die Waden,
- die Fußsohlen.

Klären Sie unbedingt vorab mit Ihrem behandelnden Therapeuten/Ihrer Therapeutin, ob und an welchen Stellen Sie diese Art der Lymphentstauung selbst durchführen können.

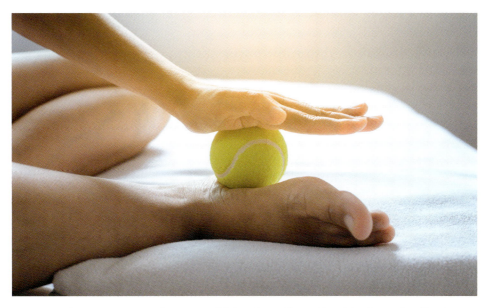

Besonders jenseits der von einem Lymphödem betroffenen Bereiche kann eine Faszienmassage den Lymphfluss gut anregen – z. B. an Händen und Füßen.

Die Abfolge der manuellen Behandlung

Bei der manuellen Lymphdrainage wird – ganz gleich, wo sich das Ödem befindet – prinzipiell mit der Behandlung der Schlüsselbeingruben begonnen. Hier befindet sich der Übergang vom Lymphsystem zum Blutkreislauf. Wenn man hier den Lymphfluss aktiviert, kann man eine gewisse Sogwirkung auf die unteren Lymphgefäße erzeugen. Daraufhin erfolgt die Behandlung der nächstgelegenen Lymphknotenbereiche: zuerst am Hals, dann am Bauch.

Schließlich widmet man sich dem Körperteil, in dem sich das Ödem befindet, indem zunächst die Lymphknotenbereiche aktiviert werden (Leisten oder Achseln), ggf. auch die in der Kniekehle, falls es sich um ein Ödem im Unterschenkel handelt.

Erst dann kann mit den entsprechenden Griffen die Lymphflüssigkeit aus dem ödemreichen Bereich in funktionelle Gebiete verschoben und dort vom Lymphgefäßsystem aufgenommen werden

Manuelle Lymphdrainage – Selbsthilfe

Die Behandlung eines Lymphödems von Hand ist, nach Anleitung durch einen Therapeuten und täglich ausgeführt, eine der besten Methoden, die Stauung zu beseitigen und zu mehr Lebensqualität zu kommen.

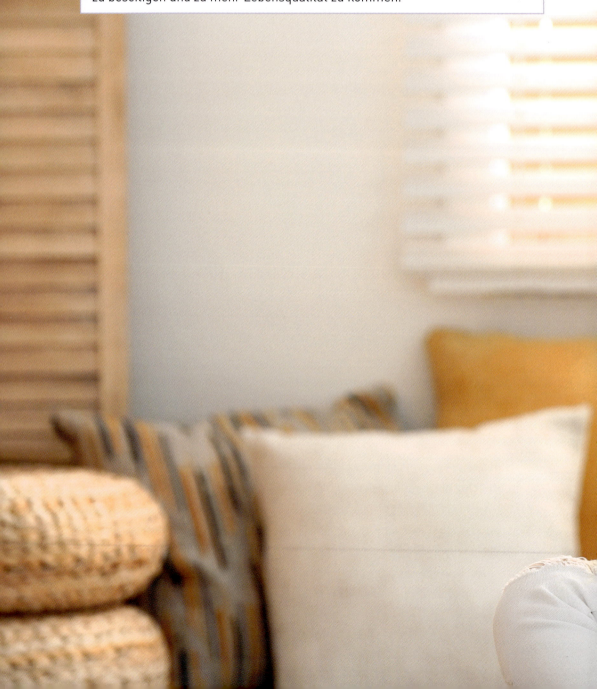

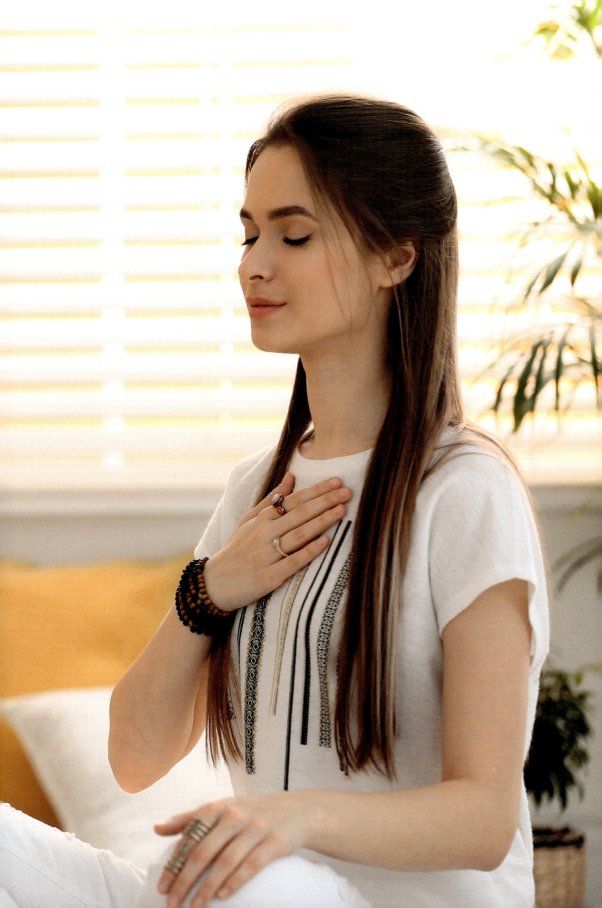

Vorbemerkungen

Ein guter Anfang der Selbstbehandlung ist es immer, zuhause mit einem individuellen Programm Ihres Therapeuten/Ihrer Therapeutin zu arbeiten: Er/Sie kennt Ihre persönlichen Möglichkeiten und stimmt die Übungen darauf ab, an welcher Stelle sich das Lymphödem befindet.

Falls Sie Ödem-vorbeugend arbeiten möchten oder aber zusätzlich eigene Aspekte einbringen mögen, bieten wir Ihnen im Folgenden ein ganzes Programm mit lymphableitenden Übungen und Behandlungen.

In diesen Fällen ist eine Selbstbehandlung nicht oder nur eingeschränkt möglich:
- bei akuten fiebrigen Infekten
- bei akuten Entzündungen der Venen oder des Lymphsystems
- bei bestimmten Hautkrankheiten (z. B. Erysipel, Ekzemen oder Pilzbefall der Haut)
- bei akuten Thrombosen
- bei schweren Herzerkrankungen
- bei Asthma bronchiale
- bei bestimmten Nierenerkrankungen (z. B. diabetischer Nephropathie, Nephrosklerose)
- bei einem Lungenemphysem (Lungenaufblähung mit Atemnot)
- bei starkem Bluthochdruck

Lassen Sie sich daher unbedingt vor der Eigenbehandlung von Ihrem Arzt/Ihrer Ärztin beraten. Vielleicht gibt es ja die Möglichkeit von Teilbehandlungen, die Sie Zuhause ausführen können, bei der Sie bestimmte betroffene Körperteile/Körperregionen »aussparen«.

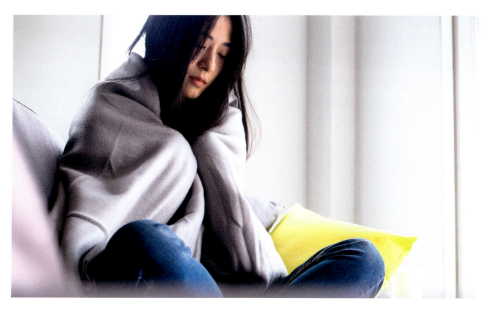

Jede Anwendung macht nur dann Sinn, wenn Sie sich wohlfühlen. Behandeln Sie sich daher nur dann, wenn Sie emotional ausgeglichen und entspannt sind. Das bringt die besten Heilungschancen.

Nehmen Sie sich Zeit für Ihre Behandlung – mindestens 45 Minuten. Denn vor der eigentlichen Behandlung benötigen Sie etwas Zeit, um zunächst mit einigen Übungen Ihren Körper zu aktivieren und danach mit Lymphmassagegriffen das Lymphsystem ganz allgemein in Schwung zu bringen. Erst dann folgt die spezifische Behandlung des eigentlichen Ödems. Nach der Behandlung sollten Sie außerdem unbedingt noch etwas ruhen.

Richten Sie sich an einem ruhigen Ort ein, an dem Sie diese Zeit ungestört verbringen können. Der Raum sollte zugfrei sein und angenehm temperiert. Tragen Sie lockere, bequeme Kleidung, in der Sie leicht an die zu behandelnden Stelle gelangen, bzw. die unkompliziert zeitweise abzulegen ist.

Lockern und Dehnen

Ihre Lymphbehandlung erzielt dann den besten Erfolg, wenn Sie Ihren Körper zunächst sanft darauf vorbereiten. Die folgenden Übungen dienen dazu, den Kreislauf anzuregen, die verschiedenen Körperbereiche zu lockern, zu mobilisieren und zu dehnen. All das stimuliert das Lymphsystem, und die Lymphe kann mit der spezifischen Behandlung besser und schneller fließen.

Die Vorbereitung geschieht zur bestmöglichen Aktivierung im Stehen. Mobilisiert wird mit großen, kontrollierten Bewegungen. Gedehnt wird ausschließlich innerhalb der Komfortzone (also unbedingt schmerzfrei). Arbeiten Sie bei jeder Übung im Rahmen Ihrer persönlichen Beweglichkeit, wenn es irgendwo schmerzt, führen Sie die entsprechende Bewegung kleiner aus (oder gar nicht).

Möglicherweise stellen Sie fest, dass Ihnen die Übungen auf einer Körperseite viel leichter fallen als auf der anderen. Das ist kein Problem, jeder hat seine »Schokoladenseite«. Führen Sie die Übungen ganz nach Ihrem individuellen Können und Vermögen aus.

Arbeiten Sie so intensiv, dass sich Ihre Atmung deutlich vertieft, Sie aber keinesfalls außer Atem geraten. Sie dürfen Ihre Muskeln und Sehnen spüren, aber es darf nicht schmerzen.

Das ganze Programm zur Lockerung und Dehnung dauert ca. 12 Minuten.

1 Durchatmen und Ankommen

In einer entspannten Grundstellung (Füße schulterbreit auseinander, aufrechte Stellung) führen Sie einige bewusste aber unverkrampfte tiefe Atemzüge durch die Nase durch. Der Bauch wölbt sich beim Einatmen (Hände auf dem Bauch zur Kontrolle), die Schultern heben sich nicht. (1 Min.)

2 Schultern lockern

Mehrmaliges gemächliches, aber ausholendes Schulterkreisen von vorne nach oben, hinten, unten. Dann die Bewegung vergrößern, d.h. die Ellenbogen beim Kreisen mitnehmen, schließlich mit dem ganzen Arm kreisen (locker kreisen, keinesfalls in den Schmerz gehen). Die Bewegung langsam wieder verkleinern: wieder nur noch mit den Oberarmen kreisen, schließlich bei gesenkten Armen nur mit den Schultern. (1–2 Min.)

3 Arme aktivieren

Arme über den Kopf nehmen, locker im Ellbogen gebeugt. Abwechselnd rechts und links im Wechsel pflückende Bewegungen mit den Händen nach oben ausführen, dabei bis in die Armstreckung gehen. Dieselbe Übung waagerecht nach vorne ausführen, dann nochmals nach oben. (1 Min.)

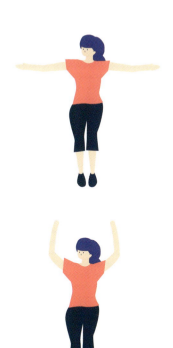

Abb. oben: Beim Schulterlockern immer in der Ausgangsposition enden: die Arme locker hängend, nur die Schultern kreisend.

Abb. unten: Wer mit der Übung den gesamten Körper aktivieren möchte, geht bei jedem »Pflücken« auf die Zehenspitzen.

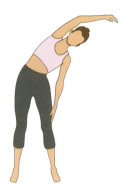

Bei dieser Übung darauf achten, dass Hüfte und Schultern stets nach vorne gerichtet bleiben.

4 Den Rumpf aktivieren und dehnen

In der leichten Grätsche, aufrechter Stand, einen Arm nach oben strecken. Den anderen Arm mit der Handfläche an der gedachten äußeren Hosennaht nach unten schieben, dabei beugt sich der Oberkörper mit dem Kopf und dem oberen Arm zur Seite. Die Hüfte zeigt weiterhin nach vorne, auch der Brustkorb bleibt nach vorne gerichtet; die Dehnung findet nur in den Flanken statt. Die Übung langsam ausführen, immer kurz in der größten Dehnung verharren, ein-, zweimal durchatmen, dann langsam in die Ausgangsstellung zurückgehen; Seitenwechsel. (jede Seite 2 Mal)

5 Hüfte lockern und öffnen

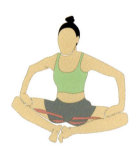

Bei der Hüftübung kann nach dem Storchengang auch noch eine kurze Dehnung im Sitzen erfolgen.

In der leichten Grätsche, aufrechter Stand, das Gewicht auf ein Bein verlagern, die Ferse des entlasteten Fußes anheben. Mit dem Knie des entlasteten Beins weite Kreise beschreiben, dabei die Fußspitze am Boden lassen, die Hüfte ruhig halten. Kreisrichtung nach einigen Wiederholungen wechseln, dann Beinwechsel und auf der anderen Seite genauso verfahren. (Wer möchte, sucht bei dieser Übung mit der Hand Halt an einer Wand.) Anschließend die Füße hüftbreit stellen, aufrechter Stand, dann abwechselnd langsam und kontrolliert die Knie in Hüfthöhe ziehen. Das sieht aus wie eine Art Storchengang auf der Stelle. (6–8 »Schritte«)

6 Beinrückseite dehnen

Eine Hand seitlich an der Wand oder auf einer Stuhllehne für guten Halt: In einen leichten Ausfallschritt gehen, die Ferse des hinteren Fußes hat Bodenkontakt. Das vordere Knie langsam mehr und mehr beugen, so weit, dass im hinteren Bein eine deutliche (aber schmerzfreie!) Dehnung zu spüren ist, die Ferse aber immer noch aufliegt. Einige Atemzüge lang in dieser Dehnstellung bleiben. Dann langsam aus der Übung herausgehen, Seitenwechsel. (auf jeder Seite 5 Wiederholungen)

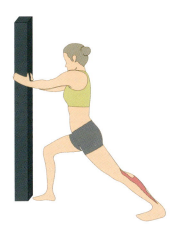

Die Übung für die Beinrückseite kann auch frontal zur Wand (bzw. Stuhllehne) ausgeführt werden.

Achtsames Dehnen

- Führen Sie alle Arten von Dehnbewegungen immer langsam und behutsam aus, niemals ruckartig.
- Gehen Sie immer nur so weit in die Dehnung hinein, dass Sie zwar gut die Spannung fühlen, aber keinesfalls Schmerz.
- Gehen Sie niemals ruckartig aus einer Dehnstellung heraus, sondern immer kontrolliert und sanft.

Aktivierung des gesamten Lymphsystems

Bevor Sie sich konkret dem vom Lymphödem betroffenen Körperteil widmen, geht es darum, das Lymhsystem ganz allgemein zu aktivieren und den Lymphfluss anzuregen. Dabei beginnen Sie am Ort des Übergangs von Lymphsystem zum Blutkreislauf, der sogenannten Kupplungsstelle, und behandeln dann noch die nächstgelegenen Bereiche mit großen Lymphknoten-Gruppen: Hals, Bauch und Leisten.

Die Kupplungsstelle aktivieren

Grundhaltung: auf einem Stuhl sitzend, aufrecht, aber entspannt, ruhig in den Bauch atmend.

Mit den Fingern das Schlüsselbein tasten und oberhalb leicht in die Grube drücken, ohne dass es schmerzhaft wird. Es werden stehende Kreise über dem Schlüsselbein ausgeführt: Behandeln Sie nacheinander zunächst die linke Seite mit der rechten Hand, dann die rechte Seite mit der linken Hand. Arbeiten Sie direkt auf der Haut.

Kreisend arbeiten, dabei nur die Haut verschieben, nicht mit der Hand rutschen: zunächst zum Hals hin dann aufwärts Richtung Ohr mit ansteigendem Druck, anschließend, ohne Druck, vom Nacken über außen (Schulterseite) wieder zurück. Arbeiten Sie langsam, die Kreisbewegung selbst sollte 1–2 Sekunden dauern, jedem Kreis folgt eine ebenso lange Bewegungspause. Wer das Gefühl hat, mit einer Hand nicht ausreichend druckpräzise arbeiten zu können, hilft mit der zweiten Hand, auf die erste aufgelegt, mit. Trotzdem unbedingt sanft arbeiten.

5 Mal linksseitig, daraufhin dasselbe in gegengleicher Bewegung auf der rechten Seite.

Auf dieselbe Weise nochmals beide Seiten wiederholen.

Lymphdrainage

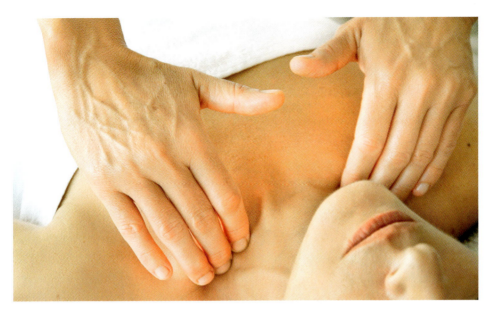

Ein Therapeut zeigt die Ausgangspunkte für Massage der Lymph-Kupplungsstellen. Wer sich selbst behandelt, führt das im Sitzen durch und – um präzise arbeiten zu können – einseitig.

Regeln für die Lymphstimulation

- Denken Sie immer daran: Lymphgefäße werden bereits durch zarte Stimulation aktiviert.

- Wichtig für die Halsbehandlung: Bei Erkrankungen der Schilddrüse müssen Sie vor einer Eigenbehandlung unbedingt vorher Rücksprache mit Ihrem Arzt halten.

- Einige Übungen (siehe nächste Seite) finden im Liegen statt. Dafür ist eine entspannte Stellung wichtig. Unterpolstern Sie daher die Knie mit einer Handtuchrolle und lagern Sie den Kopf ggf. etwas höher (dünnes Kissen), damit der Nacken nicht unangenehm überstreckt ist.

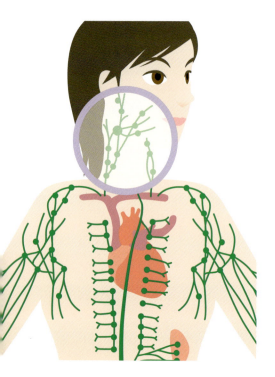

Die zahlreichen Lymphknoten am Hals können Sie – rechts und links gleichzeitig – mit stehenden Kreisen aktivieren.

Die Lymphbahnen an Hals und Kopf aktivieren

Bleiben Sie in der gleichen sitzenden Grundhaltung wie vorher.

Jetzt arbeiten Sie mit beiden Händen symmetrisch. Legen Sie die flach aneinander liegenden Finger unterhalb des Ohrläppchens auf, die rechte Hand an der rechten Halsseite, die linke Hand an der linken Halsseite (siehe Abb.). Gleichzeitig rechts und links kleine stehende Kreise ausführen, nach unten mit ansteigendem Druck, nach oben drucklos. Wiederum gilt: Nicht auf der Haut rutschen, sondern diese lediglich verschieben. Mit nur sanftem Druck arbeiten, in jedem Fall schmerzlos – und langsam, d. h. nach jedem Kreis eine Pause in derselben Länge machen.

8–10 Wiederholungen.

Den Lymphfluss im Bauch aktivieren

Hier arbeiten Sie in der Rückenlage, z. B. auf einer Yogamatte oder auf einem weichen Teppich (Bett oder Couch sind zu weich). Die Hand liegt in der Grundstellung für einen stehenden Kreis (siehe S. 28) auf dem Bauch. Im offenen »V« zwischen Daumen und übrigen Fingern befindet sich der Bauchnabel. Führen Sie nun mit der ganzen Hand stehende Kreise aus, druckvoll im Halbkreis nach oben, ohne Druck im abfallenden Halbkreis.

5 Kreise mit kurzen Pausen dazwischen, dann das Gleiche auf der anderen Seite mit der anderen Hand ausführen.

Den Lymphfluss aus Beinen aktivieren

Falls die Lymphprobleme in den Beinen liegen, machen Sie nun noch – ebenfalls im Liegen – die Lymphwege in den Leisten durchgängig. Hier können Sie mit beiden Händen gleichzeitig arbeiten: rechte Hand auf der rechten Leistenbeuge aufgelegt, die linke Hand auf der linken Leistenbeuge. Führen Sie auch diese Bewegungen unbedingt so aus, dass es nirgendwo schmerzt. Arbeiten Sie im aufsteigenden Halbkreis mit Druck, absteigend ohne Druck.

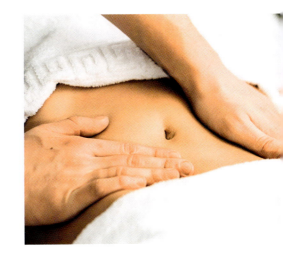

Die Hand des Masseurs zeigt wo und wie die eigene Hand am Bauch aufliegen soll.

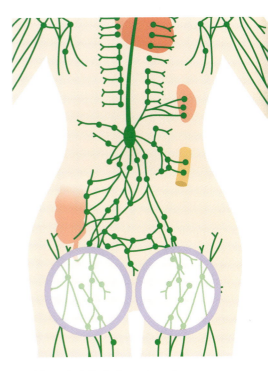

Markiert sind die Leisten-Lymphknoten, die Sie im Liegen rechts und links gleichzeitig massieren können.

Die individuelle Lymphdrainage

Erst jetzt folgt die Lymphdrainage am betroffenen Teil des Lymphsystems (in den allermeisten Fällen am Bein oder am Arm).

Widmen Sie sich nun speziell dem Körperteil, in dem eine Lymphstauung besteht. Auch hier gilt weiterhin die gewohnte Reihenfolge der Entstauung: von der Mündung Richtung Quelle arbeiten. Beginnen Sie also an den rumpfnahen Bereichen enden Sie an den äußeren Extremitäten.

Behandlung des Lymphödems am Arm

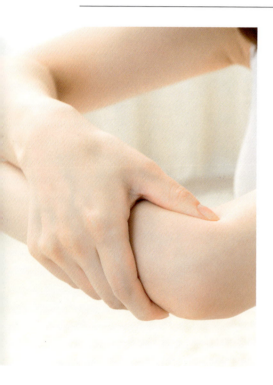

Die Faszienmassage am Oberarm beginnt am Ellbogen und führt in Streifen Richtung Schulter.

Lymphdrainagegriffe

Zuerst die Achsel, dann die Ellbeuge mit stehenden Kreisen entstauen. Am Oberarm können Sie mit Schöpfgriff und Schüttelgriff (S. 29, 30) arbeiten. Ober- und Unterarm ggf. zusätzlich mit Fasziengriffen behandeln wie im Folgenden beschrieben:

Faszienmassage

Bevor Sie mit der Faszienmassage beginnen, klären Sie unbedingt mit Ihrem Arzt ab, ob diese Art der Behandlung bei Ihnen angezeigt ist.

Vorgehensweise: Sie arbeiten mit der Hand, vor allem mit dem Daumen und benötigen auch etwas Massageöl. So können Hand und Finger gut über die Haut gleiten und Druck bis in die Tiefe des Gewebes ausüben. Beginnen Sie mit dem Oberarm. Ellbogennah die Hand auflegen, der Daumen zeigt Richtung Schulter. Unter guter Druckausübung mit dem Daumen auf der Haut aufwärts gleiten, die Hand dabei aufgelegt lassen. Einige Zentimeter daneben den zweiten Streifen drückend aufwärts fahren. Auf diese Weise fortfahren, bis der gesamte Oberarm in den Regionen, die Sie erreichen, behandelt ist. Massieren Sie auf dieselbe Weise die Faszien des Unterarms; beginnen Sie dafür jeweils handgelenksnah, und enden Sie kurz vor dem Ellbogen.

Arbeiten Sie niemals auf Knochen und Gelenken, sondern immer nur im Gewebe, auf und zwischen Muskeln und Muskelfasern.

Behandlung des Lymphödems am Bein

Entstauung in der Kniekehle

Setzen Sie sich auf den Boden angelehnt und aufrecht. Ein Bein ist ausgestreckt, nach Belieben in der Kniekehle unterpolstert. Das andere Bein ist leicht aufgestellt. Fassen Sie mit beiden Händen, eine von rechts, eine von links, die Kniekehle des aufgestellten Beins, nur die Daumen sind oben auf dem Knie zu sehen. Führen Sie stehende Kreise aus: Die (flachen) Finger in der Kniekehle kreisen innen in der Beuge mit ansteigendem Druck aufwärts, am Rand der Beuge ohne Druck abwärts. Nicht über die Haut gleiten, sondern die Haut verschieben. Langsam und mit kleinen Pausen kreisen, etwa 8 Wiederholungen.

Lymphdrainagegriffe

Ebenfalls im Sitzen den Oberschenkel mit stehenden Kreisen, Schöpfgriff und Verschiebegriff drainieren (Anleitungen S. 29, 30), alternativ klopfend entstauen (siehe Bild).

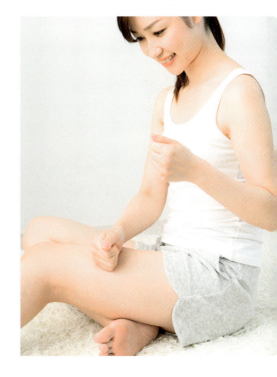

Nach der Entstauung der Kniekehle erfolgt die Drainage des Oberschenkels, hier in Form einer sanften Klopfmassage von unten nach oben.

Die Unterschenkel bzw. die Waden bearbeiten Sie am besten mit dem Schöpfgriff. Ober- und Unterschenkel und auch die Fußsohle ggf. zusätzlich mit Fasziengriffen behandeln wie im Folgenden beschrieben:

Faszienmassage der Wade

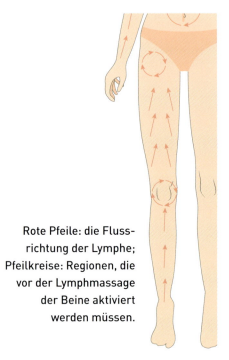

Rote Pfeile: die Fluss-richtung der Lymphe; Pfeilkreise: Regionen, die vor der Lymphmassage der Beine aktiviert werden müssen.

Bevor Sie mit der Faszienmassage beginnen, klären Sie unbedingt mit Ihrem Arzt ab, ob diese Art der Behandlung bei Ihnen angezeigt ist.

Sie arbeiten wieder auf dem Boden sitzend, ein Bein aufgestellt. Etwas Massageöl in kreisenden Bewegungen vom Fußgelenk Richtung Knie einmassieren. Nun die Faszien an den Wadenmuskeln mit den Fingerbeeren (Endglieder der Finger) tief drückend und dabei nach oben streichend bearbeiten. An den Seiten geht das gut mit dem Daumen. An den Hinterseiten der Unterschenkel funktioniert es wahrscheinlich besser mit den übrigen Fingern, das ist von der Bewegung her einfacher: Die Hand unter dem Unterschenkel eindrehen, sodass die Handfläche nach oben zeigt, Finger an die Wade legen, ggf. die Finger der anderen Hand darüberlegen für mehr Druck. Massieren Sie auch hier mit den Fingerbeeren von unten nach oben, und bearbeiten Sie den Muskel Streifen für Streifen in seiner gesamten Breite. Versuchen Sie dabei, mit den Fingern die Wege der Faszien zu erspüren, dafür müssen Sie einigermaßen fest drücken.

Doch auch an den Beinen gilt: Üben Sie bei der Faszienarbeit niemals Druck auf knochige Strukturen und auf Knorpel aus, sondern nur auf Bindegewebsstrukturen, die sich auf und zwischen Muskeln und Muskelfasern befinden.

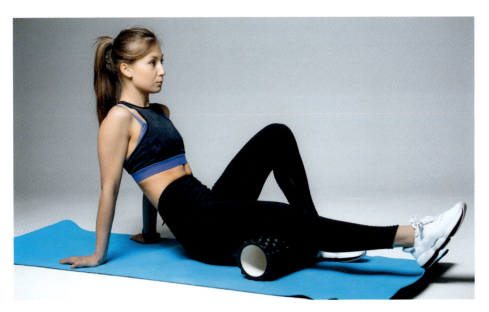

Es gibt auch die Möglichkeit, die Oberschenkel-Unterseiten mit der Faszienrolle zu massieren. Zum fachgerechten Umgang mit der Rolle sollten Sie sich jedoch zuvor von Ihrem Physiotherapeuten beraten lassen.

Fußmassage mit dem Faszienball

Führen Sie die Massage am besten aufrecht stehend durch, eine Hand an der Wand oder auf einer Stuhllehne für einen sicheren Stand. Rollen Sie einen Faszienball unter der Fußsohle hin und her. Erst einige Male ohne bestimmte Richtung, zum Einüben.

Anschließend arbeiten Sie längs. Versuchen Sie, auf dem Weg von den Zehen Richtung Ferse möglichst viel Druck auszuüben und auf dem Weg zurück nach vorne ganz ohne Druck zu rollen.

Etwa 8 Wiederholungen.

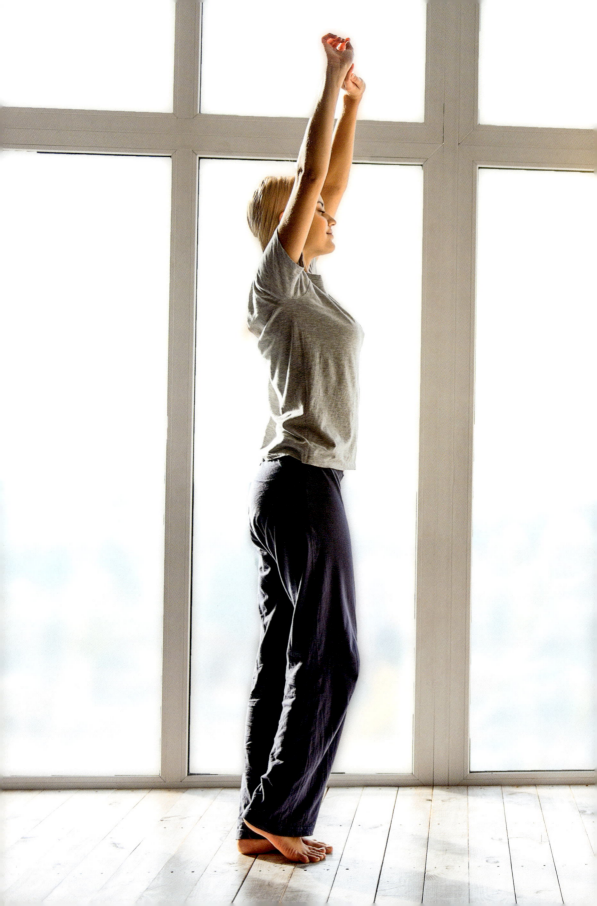

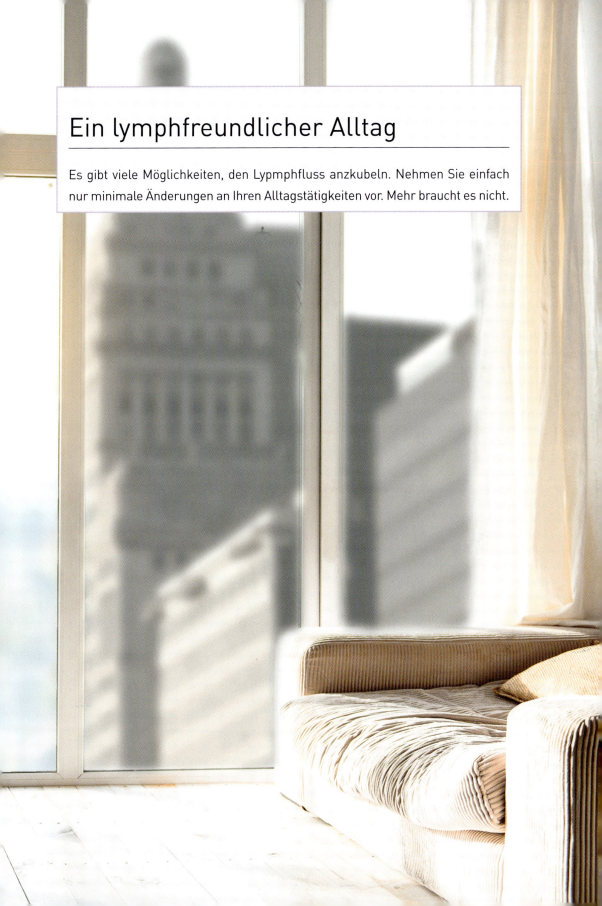

Ein lymphfreundlicher Alltag

Es gibt viele Möglichkeiten, den Lypmphfluss anzkubeln. Nehmen Sie einfach nur minimale Änderungen an Ihren Alltagstätigkeiten vor. Mehr braucht es nicht.

Die Jeden-Tag-Lymphgymnastik

Durch gezielte Gymnastik kommt es ebenfalls zu einer Steigerung des Lymphtransports und damit zu einer Abnahme des Ödems. Diese folgenden Übungen können Sie ohne Hilfsmittel und ohne großes Zeitbudget jederzeit zuhause durchführen.

Bei einem Ödem im Bein

Grundstellung: Rückenlage, Unterschenkel waagerecht hochgelagert (z. B. auf dem Wohnzimmerteppich liegend die Unterschenkel auf die Couch legen), Rumpf und Oberschenkel bilden etwa einen 90°-Winkel.

- Zunächst 3–5 Minuten lang tief in den Bauch atmen. Die Hände zur Kontrolle auf den Bauch legen.

- Sobald die Bauchatmung gut funktioniert, in folgendem Rhythmus atmen: 5 Sekunden ein, 1–2 Sekunden Pause, 7 Sekunden aus (ca. 10 Mal)

- Wieder im natürlichen Rhythmus atmen und jetzt abwechselnd die Zehen fest Richtung Knie anziehen, dann so weit wie möglich strecken. (10 Wiederholungen, kurze Pause, nochmals 10 Wiederholungen)

- 12 Mal hintereinander das eine Knie zur Brust ziehen, dabei mit den Händen den Unterschenkel umfassen (oder mit den Händen in die Kniekehle fassen) und leicht mitziehen, den Unterschenkel wieder zurück auf die Couch legen. Dann 12 Mal das andere Knie auf dieselbe Weise zur Brust ziehen. (2 Durchgänge)

Bei einem Ödem im oberen Brustbereich/im Arm

Alle folgenden Übungen können im aufrechten Stand oder aufrechten Sitz durchgeführt werden.

- Pflückende Bewegungen, wie sie in der Übung 3 auf S. 39 beschrieben werden. (ca. 1 Min.)

- Die Hände abwechselnd zur Faust ballen und wieder öffnen, gleichzeitig die Arme zuerst langsam in Windmühlenkreisen seitlich neben dem Körper bewegen, dann auf und nieder vor dem Körper, schließlich wie Flügel neben dem Körper. (insgesamt ca. 1 Min.)

- Die Arme seitlich waagerecht ausbreiten, Handflächen nach oben drehen, dann abwechselnd rechts und links die Hand zur Schulter führen, sie dabei zur Faust ballen, bei Rückkehr in die Ausgangsposition die Faust wieder lösen. (ca. 1 Min.)

- Die Arme seitlich waagerecht ausbreiten, die Unterarme im 90°-Winkel senkrecht nach oben abwinkeln. So bilden die Arme ein breites »U«. Jetzt die Ellbogen abwechselnd vor dem Körper zusammenbringen und wieder nach hinten ziehen, dabei verändern die Arme ihre Winkel nicht. Die Bewegung langsam und präzise ausführen, am besten vor einem Spiegel. (12–16 Wiederholungen)

Ödemfreundlich lockern

Damit der Effekt Ihrer Lymphödem-Gymnastik auch möglichst lange erhalten bleibt, lockern Sie die Beine nach der Anspannung im Liegen, die Beine dabei hochgelagert. Wedeln Sie locker und mit hoher Frequenz mit den Füßen von rechts nach links.

Bei einem Ödem im Arm schütteln Sie Ihre Arme zur Lockerung nach den Übungen nicht nach unten hängend aus. Behalten Sie die Haltung der Arme in der U-Form (siehe letzte Übung auf dieser Seite), nehmen Sie die Ellenbogen dabei gerne auch nach vorne, dabei aber nicht die Oberarme senken. Jetzt schütteln Sie locker nach rechts und links drehend, aber mit hoher Frequenz die Hände, das lockert gleichzeitig Unter- und Oberarme sowie die Schultern.

Sportliche Betätigung

Für Patienten mit Lymphödem eignen sich folgende Sportarten und Trainingsarten besonders gut:

- Wassergymnastik und Schwimmen – hier hilft der Druck des Wassers von außen zusätzlich den Lymphfluss anzuregen.

- Fahrradfahren

- Nordic Walking und auch Langlaufen bzw. Schneeschuhlaufen

- Training auf dem Crosstrainer – das ist besonders bei Übergewicht empfehlenswert, weil auf diesem Gerät noch gelenkschonender trainiert werden kann als beim Nordic Walking.

- Minitramp-Training: Hier geht es nicht um Hochsprünge oder Akrobatik. Lymphdrainage-Therapie auf dem Trampolin bedeutet sachtes Schwingen oder gemäßigtes Hüpfen. Genau das hat einen positiven Einfluss auf das Bindegewebe. Verwenden Sie die Haltestange, wenn Sie sich auf dem wackeligen Tuch unsicher fühlen. Das schmälert keinesfalls den Übungserfolg. Holen Sie sich zu den Trainingsmöglichkeiten auf dem Minitramp idealerweise auch Empfehlungen Ihres Physiotherapeuten/Ihrer Physiotherapeutin ein.

Denken Sie daran, dass Sie – falls ärztlich verordnet – bei allen sportlichen Betätigungen außerhalb des Wassers Ihre Kompressionsversorgung tragen. Und vermeiden Sie unbedingt Überanstrengung.

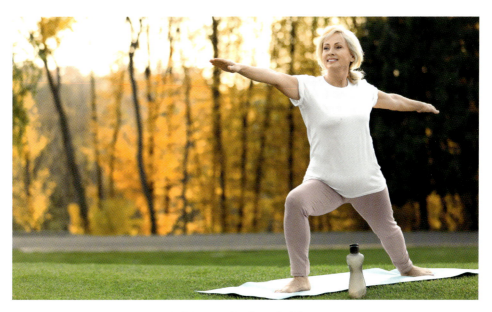
Auch Yoga eignet sich gut zur Aktivierung des Lymphabflusses.

Lymphgesund leben: Einfach loslegen, jetzt!

- Bewegen Sie sich mehr im Alltag: Nehmen Sie die Treppen statt den Aufzug, suchen Sie den Kollegen im Büro persönlich auf, statt ihn anzurufen, nehmen Sie das Fahrrad, statt mit dem Auto zu fahren. Steigen Sie eine Haltestelle früher aus dem Bus und laufen Sie den restlichen Weg ...

- Starten Sie noch heute mit einem Plus an Bewegung, zum Beispiel mit einem Spaziergang, und nehmen Sie sich dann vor, mindestens dreimal pro Woche draußen spazieren zu gehen.

- Führen Sie einfach mal 10 tiefe Atemzüge am geöffneten Fenster aus: 10 Mal durch die Nase einatmen, tief in den Bauch (Hände auf den Bauch zur Kontrolle), Ausatmen jeweils durch den Mund. Dabei mit den Füßen auf und ab wippen, danach die Pflückübung mit den Händen (siehe S. 39, Übung 3) auf Zehenspitzen ausführen.

- Legen Sie in Arbeitspausen zwischendurch mal die Beine hoch, und entspannen Sie 15 Minuten.

Hautpflege und -schutz

Die Haut im Bereich von Ödemen wird wegen des starken Drucks im Gewebe nicht so gut versorgt wie in gesunden Körperbereichen. Zudem ist die Haut dort stark gedehnt, das lässt sie spröder werden und stört ihren natürlichen Säureschutzmantel. Kompressionsverbände bzw. -strümpfe belasten die Haut zusätzlich.

Aus all diesen Gründen ist die Haut in der Ödemregion sehr empfindlich für Infektionen und auch Pilzerkrankungen. Sie bedarf daher eines besonderen Schutzes sowie besonderer Pflege und Aufmerksamkeit:

- ▶ Waschen Sie sich am besten mit seifenfreier, milder Waschlotion mit einem pH-Wert von etwa 5, das entspricht in etwa dem pH-Wert von gesunder Haut.

- ▶ Für die Hautpflege nach dem Waschen sind Lotionen – ebenfalls mit pH 5 – mit natürlichen Ölen und Fetten empfehlenswert. Tragen Sie diese jedoch nur sehr sparsam auf.

- ▶ Nehmen Sie sich jeden Tag Zeit für die Hautpflege, so erkennen Sie frühzeitig eventuelle Schädigungen, Irritationen und Entzündungen.

- ▶ Schützen Sie die Haut im Bereich des Ödems vor jeglicher Irritation durch Hitze oder starke Kälte. Vermeiden Sie reizend wirkende Pflege- und Kosmetikprodukte. Schützen Sie sich mit angemessener (Schutz-)Kleidung vor starker Sonneneinstrahlung, vor (Insekten-)Stichen und selbst kleinsten Wunden aller Art.

- ▶ Injektionen, Blutabnahmen und Akupunktur sind in ödematösen Bereichen ein Tabu.

Suchen Sie sofort den Arzt auf, wenn am ödematösen Bein/Arm usw. eine Entzündung auftritt. Das erkennen Sie an der (ggf. schmerzhaften) Rötung des Hautbereichs in Kombination mit Fieber und eventuell Schüttelfrost.

Was noch unterstützt

- In den rumpffernen Bereichen des Körpers helfen Kaltwasseranwendungen, die Lymphe zum Fließen zu bringen.

- Bei einem Armlymphödem kann ein kaltes Armbad durchgeführt werden, z. B. im Waschbecken. Die Unterarme darin komplett für 30–40 Sekunden eintauchen. Die Arme danach nicht trockenrubbeln, das Wasser nur abstreifen.

- Bei einem Beinlymphödem sind kalte Güsse am Bein – mit der Dusche oder mit einem Schöpfbecher ausgeführt – hilfreich.

- Gezielte Atemübungen regen den Lymphfluss im Rumpf an – ein Beispiel im Liegen finden Sie zu Beginn der Lymphgmnastik für ein Beinödem auf S. 52 (die ersten beiden Übungspunkte); hier gibt es noch eine einfache Übung im Sitzen:

  Im aufrechten Sitz, Schultern bewusst nach hinten unten ziehen, beim Einatmen ruckartig schnüffeln wie ein Tier, dann langsam durch die fast geschlossenen Lippen ausatmen (die dürfen auch flattern). (mindestens 10 Wiederholungen)

- In Armen und Beinen versackte Lymphflüssigkeit folgt der Schwerkraft:

  Lagern Sie daher während Ihrer Ruhe- und Schlafzeiten das vom Ödem betroffene Bein bzw. den betroffenen Arm hoch, das fördert den Abfluss in Richtung Rumpf.

Die Ernährung unterstützt den Lymphfluss

Zu Ihrer ganzheitlichen Lymphbehandlung kann auch die Ernährung einen großen Teil beitragen. Denn mit dem richtigen Essen tragen Sie drei Mal täglich, sieben Tage in der Woche dazu bei, dass die Lymphe gut fließt.

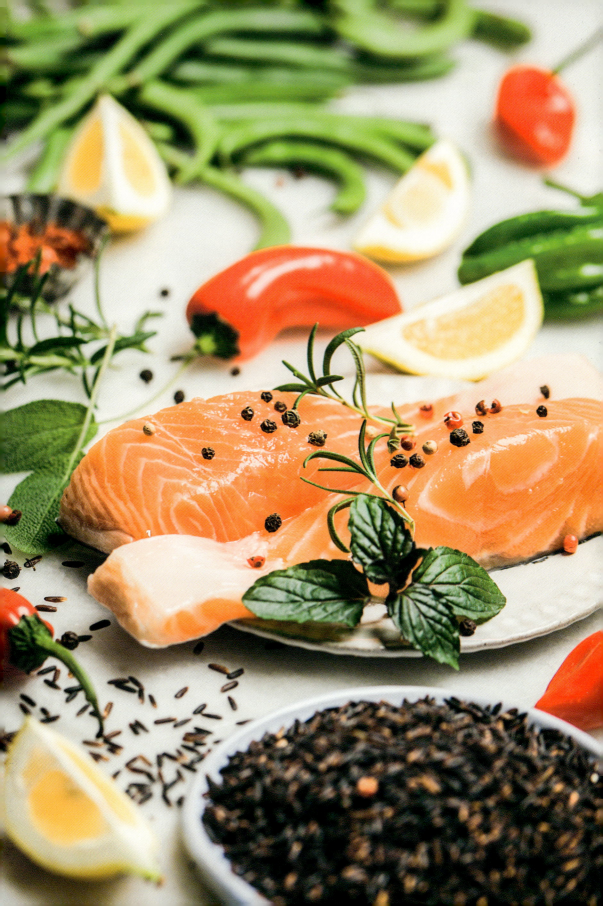

Die Prinzipien einer lymphfreundlichen Ernährung

Lymphfreundliche Ernährung bedeutet, so zu essen, dass die Lymphe bestmöglich fließen kann. Ein bewährtes Konzept dafür ist das der basenbildenen Ernährung. Sie kann viel dazu beitragen, den Körper zu entgiften und zu entwässern und damit den Fluss der Lymphe ankurbeln.

Doch zuallererst geht es darum, bewusster zu essen, allein das kann beispielsweise schon helfen, einige Kilos an Übergewicht loszuwerden. Dann geht es auch ums Trinken, das so oft vergessen wird. Wer seinen Körper mit ausreichend Flüssigkeit den Tag über versorgt, hält auch die Lymphe im Fluss. Und erst danach kommt der Schritt, die Wirkung einzelner Lebensmittel genauer anzuschauen, nach ihrer lymphfreundlichen Wirkung im Körper zu beurteilen.

Bewusst essen

- Essen Sie
    - vielfältig und abwechslungsreich,
    - gemüsebetont und reich an Frischkost,
    - zuckerarm und kohlenhydratbewusst (wenig Süßigkeiten, wenig Lebensmittel aus Weißmehl, nur mäßige Mengen an Vollkornprodukten),
    - wenig tierisches Fett,
- Kochen Sie vorwiegend mit pflanzlichen Fetten (gute Zubereitungsfette sind Raps- und Olivenöl).
- Achten Sie auf regelmäßige Essenszeiten.
- Vermeiden Sie das »Vor-sich-hin-Snacken«.
- Essen Sie nicht »nebenher«, sondern konzentrieren Sie sich auf Ihre Mahlzeit.
- Bereiten Sie Ihr Essen möglichst oft selbst zu.

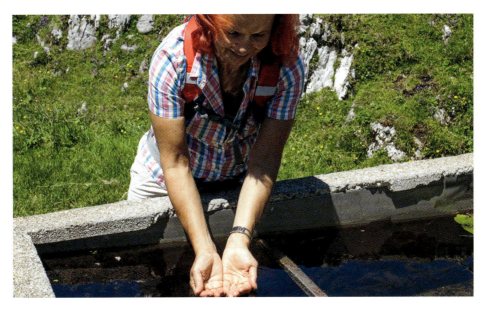

Einer der Schlüssel zur Lymphtherapie ist das Wasser – nicht nur von außen, sondern auch von innen. Wasser hilft, den Fluss der Lymphe anzuregen.

Wasser trinken

Wichtig bei Ödemen ist, dass die Lymphe in den betroffenen Bereichen ausreichend flüssig bleibt. Nur so kann sie nach und nach abfließen. Wer nicht ausreichend trinkt, trocknet innerlich aus, es kommt schneller zu Ablagerungen und Bindegewebsverhärtungen.

Trinken Sie daher regelmäßig über den Tag verteilt insgesamt mindestens 2 Liter. Trinken Sie in kleinen Portionen, zu den Mahlzeiten und auch zwischen den Mahlzeiten. Stellen Sie sich Ihr Getränk gut erreichbar bereit, nehmen Sie eine kleine Wasserflasche mit, wenn Sie unterwegs sind. Das Getränk der Wahl ist kohlensäurearmes Wasser. Stark verdünnte Obst- und Gemüsesäfte können Entgiftungsprozesse unterstützen und regen den Stoffwechsel an. Auch ungesüßter Kräutertee jeglicher Art ist gut geeignet. Von medizinischen Tees sollten Sie allerdings nicht mehr als ein bis zwei Tassen am Tag trinken.

Mit Pflanzenkraft die Lymphe in Fluss bringen

Wirkstoffe aus klassischen »Lymphpflanzen« können dazu beitragen, den Lymphfluss zu fördern und auch die Abwehrfunktion unseres Lymphsystems zu stärken. Sie alle können als Tee zubereitet werden:

- In einen kleinen Topf 1 TL geschnittene **Löwenzahnwurzel** und 150 ml kaltes Wasser geben, aufkochen. Den Tee 10 Min. ziehen lassen, abseihen, leicht gesüßt genießen.
- 2 TL getrocknete **Eberrauten-Blätter** mit 200 ml kochendem Wasser übergießen, 5–10 Min. ziehen lassen, abseihen.
- 2 TL getrocknetes **Kletten-Labkraut** mit 200 ml kochendem Wasser übergießen, ca. 10 Min. ziehen lassen, abseihen.

Auf dieselbe Weise können Sie auch einen Tee mit Sonnenhutkraut, getrockneten Ringelblumen-Blüten oder getrockneten, zerkleinerten Birkenblättern zubereiten.

Trinken Sie von diesen Tees nicht mehr als ein bis zwei Tassen am Tag. Ideal ist es, wenn Sie bei den lymphanregenden Kräutern von Tag zu Tag abwechseln. Nach Belieben können Sie Ihre Tees auch geschmacklich ergänzen, etwa mit Melisse, Kamille, Orangen- oder Malvenblüten.

Falls Sie einzelne der hier vorgestellten Kräutertees als Kuranwendung trinken möchten, also jeden Tag mehrere Tassen davon über mehrere Tage hinweg, klären Sie mit Ihrem Arzt ab, ob die Wirkstoffe in den Kräutern sich mit Medikamenten, die Sie gegebenenfalls einnehmen, vertragen.

Basisch essen

Reichlich frische Nahrungsmittel zu sich zu nehmen, das Essen möglichst oft selbst zubereiten, vielfältig essen, und dabei möglichst viele Basenbildner: Eine solche Art der Ernährung führt dazu, dass weniger giftige Abbauprodukte im Körper gebildet werden. Das entlastet das Lymphsystem, es kann sich erholen und sich der Entsorgung von »Altlasten« widmen. Die Grafik auf Seite 64 zeigt, wohin Ihr Blick bei der Auswahl der Lebensmittel gehen soll: bevorzugt nach rechts, wo sich die basischen Lebensmittel befinden.

Eine Ernährung, die reich an basenbildenen und arm an säurebildenden Lebensmitteln ist, fördert die Entgiftung. Zugleich versorgen Sie sich mit dieser Art zu essen mit reichlich Vitaminen, Mineralstoffen und sekundären Pflanzenstoffen.

> **Säurebildende Lebensmittel**
>
> Sie werden oft irreführend als »saure« Lebensmittel bezeichnet. Doch säurebildende Lebensmittel haben nichts mit einem eventuellen sauren Geschmack zu tun. »Säurebildend« beschreibt vielmehr die Wirkung dieser Lebensmittel in unserem Körper nach der Verdauung und der Verstoffwechslung.

Säurebildende Lebensmittel müssen Sie jedoch nicht komplett aus Ihrer Küche verbannen. Denn eine basische Ernährung darf durchaus noch 20–30 Prozent an Säurebildnern enthalten.

Wichtig ist, dass das Essen grundsätzlich mehr Basenbildner als Säurebildner enthält. Das erreichen Sie am leichtesten, indem Sie Fertigessen meiden und Ihre Mahlzeiten so oft wie möglich selbst zubereiten.

Basische und saure Lebensmittel

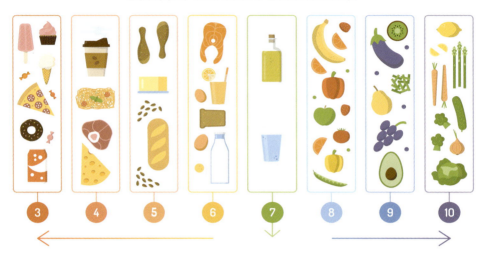

Säurebildende Lebensmittel
Fleisch, Wurstwaren, Fisch, Meeresfrüchte, Eier, Milch(produkte), Getreide und daraus hergestellte Produkte (Brot, Gebäck, Nudeln usw.), Colagetränke und andere Softdrinks, jegliche hochverarbeitete Industriekost

Neutral
Pflanzenöle
Butter, Sahne
Wasser

Basische Lebensmittel
frische und reif geerntete pflanzliche, möglichst regionale Lebensmittel, dazu gehören die allermeisten Obst- und Gemüsesorten inkl. Kartoffeln und Hülsenfrüchte, Kräuter, Salate und Keimlinge (gekeimte Samen, z. B. von Hülsenfrüchten und Getreidekörnern), außerdem Samen und viele Nussarten

Und sonst? – Das ist noch wissenswert

Salz, Gewürze und das Lymphödem

Aktueller Stand der Wissenschaft ist, dass Lymphödempatienten das Salz nicht komplett aus der Küche verbannen sollen. Denn zu salzarm zu essen, würde die Flüssigkeitsverhältnisse im Körper ungünstig verändern und das Abfließen der Lymphe erschweren.

Salzen Sie Ihre selbst gekochten Gerichte dennoch maßvoll. Und verzichten Sie weitgehend auf Fertiggerichte – sei es aus dem Supermarkt oder von der Imbissbude – sie sind oft überreichlich gesalzen.

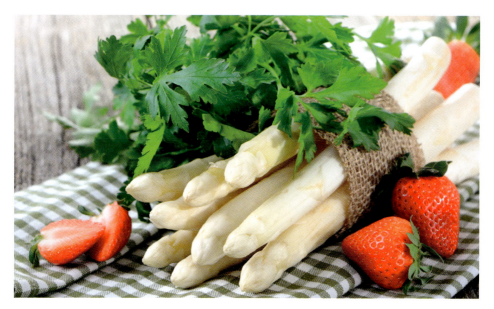

Essen Sie täglich mindestens eine Portion Obst und mehrere Portionen Gemüse, um den Lymphfluss anzuregen: Erdbeeren, Spargel, Salat und Petersilie gehören zu den besonders wirksamen Nahrungsmitteln.

Andere Gewürze

Seien Sie vorsichtig mit scharfen Gewürzen, sie lassen Wasser ins Gewebe strömen. Dazu gehören unter anderem Chili, Paprika, Currygewürz, Senf, Meerrettich. Finden Sie nach und nach selbst heraus, was Ihnen guttut und was nicht.

Eiweiß

Achten Sie auf ausreichend Eiweiß in Ihrer Ernährung. Auch wenn viele der gängigen Eiweißlieferanten auf der »sauren Seite« der Grafik stehen, sollten sie regelmäßig in geringen Mengen verzehrt werden. Bringen Sie zudem häufig Hülsenfrüchte auf den Tisch. Sie sind tolle basisch wirkende Eiweißlieferanten.

Entwässernde Lebensmittel

Einige Lebensmittel haben eine gute entwässernde Wirkung und bringen damit auch die Lymphe in Fluss. Dazu gehören z. B. Gurken, Melonen, Erdbeeren und Spargel, Zwiebeln, Avocados, Kartoffeln und Reis. Zu den entwässernden Kräutern/Würzzutaten zählen Brennnessel, Petersilie, Löwenzahn und Ingwer.

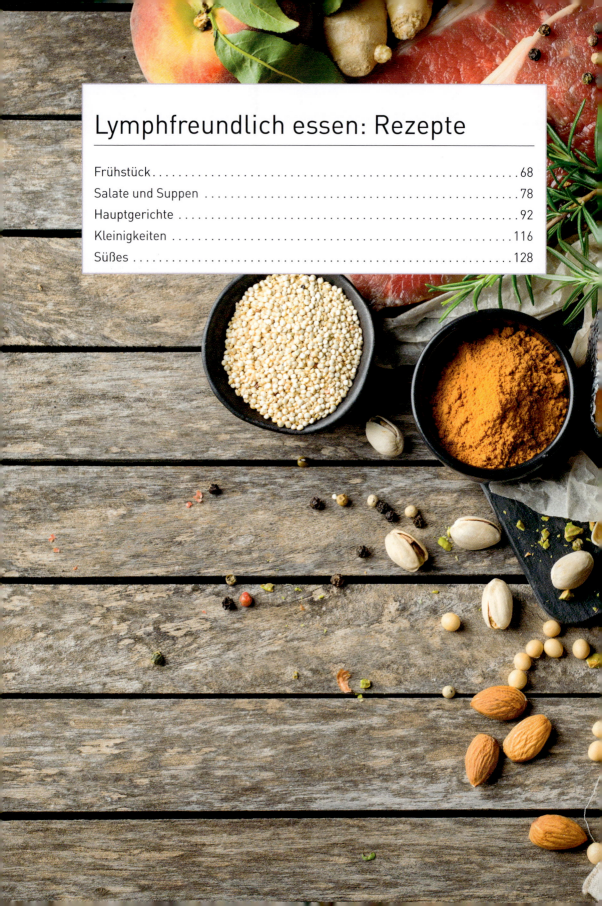

Lymphfreundlich essen: Rezepte

Frühstück 68
Salate und Suppen 78
Hauptgerichte 92
Kleinigkeiten 116
Süßes 128

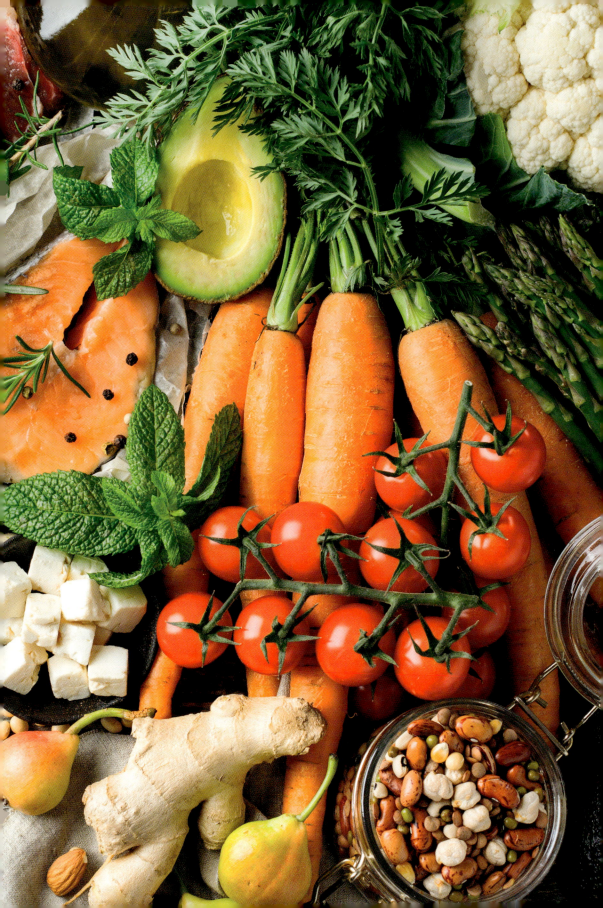

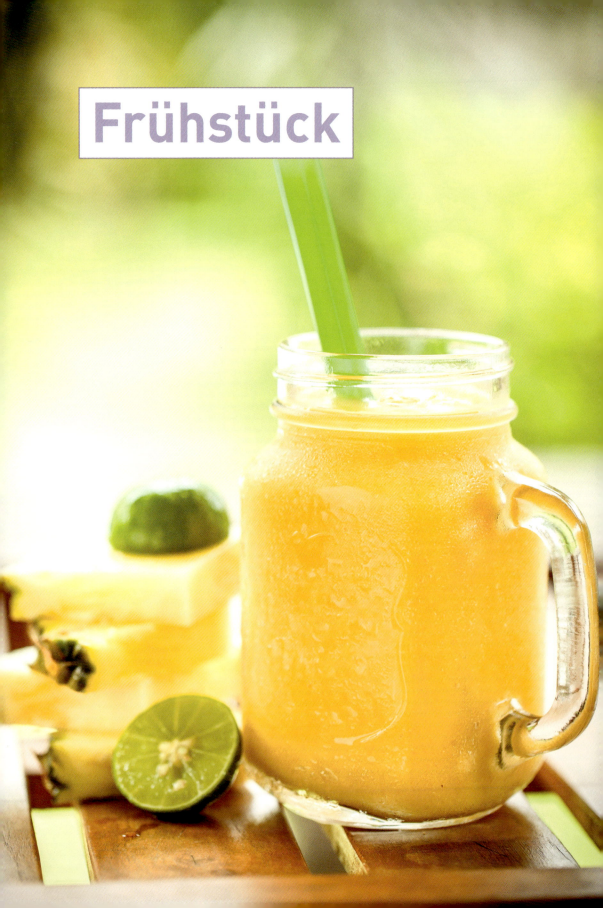

Frühstück

Ananas-Limetten-Smoothie

Für 2 Portionen
Zubereitungszeit:
15 Minuten

Zutaten
- 1 Apfel (z. B. Boskop)
- ½ Ananas
- 2 Limetten
- 1 Stange Zitronengras
- 200 ml Kokoswasser

Zubereitung

1. Den Apfel schälen, vierteln, entkernen und in Stücke schneiden. Die Ananas in Spalten schneiden, das Fruchtfleisch von der Schale abschneiden und klein schneiden. Die Limetten auspressen. Das Zitronengras putzen, waschen und sehr fein hacken.

2. Apfel, Ananas, Limettensaft, Kokoswasser und Zitronengras in einen Mixer geben und auf höchster Stufe zu einem cremigen Smoothie pürieren. In zwei Gläser gießen und nach Belieben mit einem weiten Trinkhalm servieren.

Nährwerte pro Portion:
193 kcal, 1,6 g Eiweiß, 0,9 g Fett, 39,4 g Kohlenhydrate

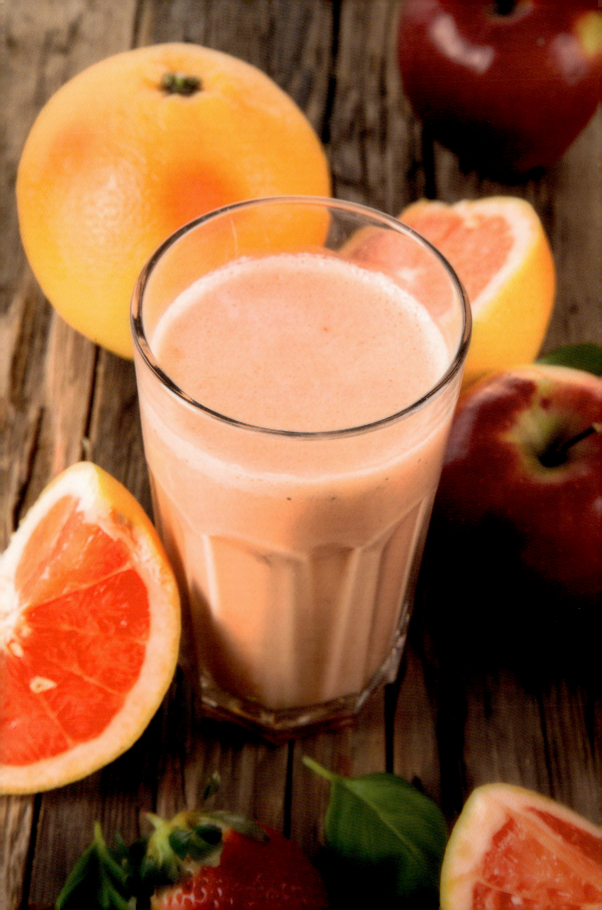

Grapefruit-Frühstücksdrink

Für 2 Portionen
Zubereitungszeit:
10 Minuten

Zutaten
- 1 Pink Grapefruit
- 5 Blätter frische Minze
- 1 Apfel
- 50 g Erdbeeren
- 100 ml Buttermilch

Zubereitung

1. Die Grapefruit halbieren und auspressen. Die Minze waschen und trocken tupfen. Den Apfel schälen, vierteln, entkernen und in Stücke schneiden. Die Erdbeeren waschen und entkelchen.

2. Grapefruitsaft, Minze, Apfelstücke, Erdbeeren und Buttermilch in einen Mixer geben und auf höchster Stufe cremig rühren. Bei Bedarf noch etwas Wasser hinzufügen. Den Drink in zwei Gläser gießen und servieren.

Nährwerte pro Portion:
280 kcal, 5,8 g Eiweiß, 1 g Fett, 51,8 g Kohlenhydrate

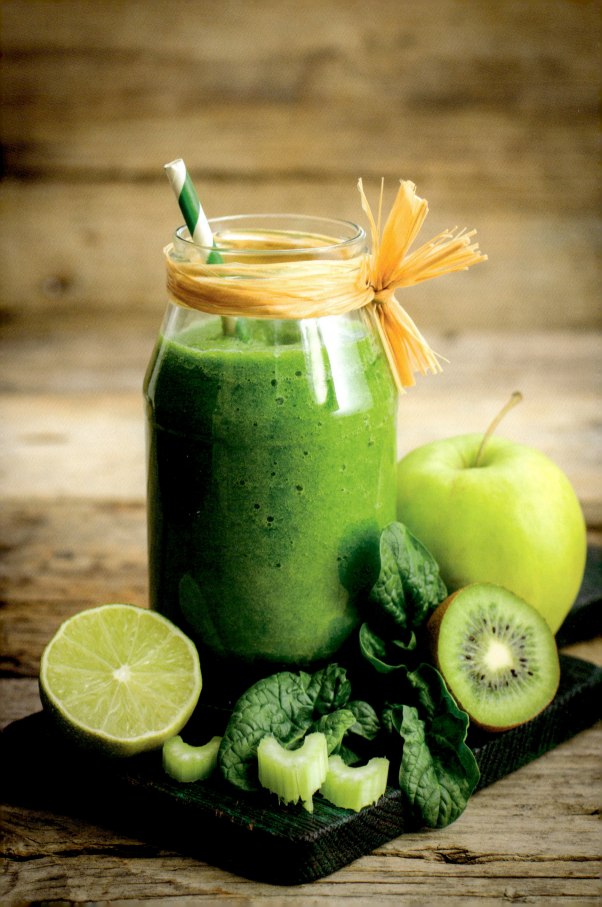

Grüner Entschlacker

Für 2 Portionen
Zubereitungszeit:
15 Minuten

Zutaten
- 2 Handvoll Blattspinat
- 1 Apfel
- 1 Banane
- 1 Kiwi
- ½ Stange Staudensellerie
- ½ Zitrone
- ca. 200 ml kaltes Wasser

Zubereitung
1. Den Spinat verlesen und waschen. Den Apfel schälen, vierteln, entkernen und in grobe Stücke schneiden. Die Banane und die Kiwi schälen und in Scheiben schneiden. Den Staudensellerie putzen, waschen und in Scheiben schneiden. Die Zitrone auspressen.
2. Spinat, Apfel, Banane, Kiwi, Staudensellerie, Zitronensaft und ca. 200 ml kaltes Wasser in einen Mixer geben und auf höchster Stufe cremig rühren.
3. Den Smoothie unter Rühren mit Wasser auffüllen, bis die gewünschte Konsistenz erreicht ist. In zwei Gläser portionieren und servieren.

Tipp: Staudensellerie ist derzeit Trend. Das stark basenbildende Gemüse ist u. a. gut für den Magen-Darm-Trakt und wirkt entschlackend.

Nährwerte pro Portion:
130 kcal, 2 g Eiweiß, 0,6 g Fett, 24,3 g Kohlenhydrate

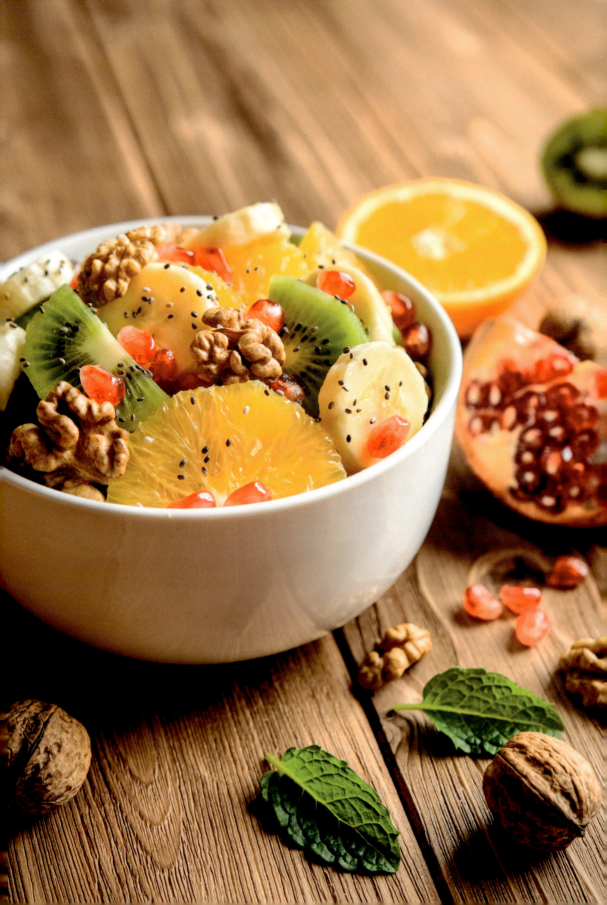

Fruchtsalat »Healthy«

Für 2 Portionen
Zubereitungszeit:
15 Minuten

Zutaten
- 1 Orange
- 1 Kiwi
- 1 Banane
- 1 Granatapfel
- 50 g Walnusskerne
- 1 TL Chiasamen
- einige Minzeblättchen

Zubereitung

1. Die Orange schälen, dabei die weiße Haut entfernen. Die Orange halbieren und jede Hälfte quer in Scheiben schneiden. Die Kiwi und die Banane schälen und ebenfalls in Scheiben schneiden.
2. Den Granatapfel halbieren und die Kerne vorsichtig herauslösen (siehe Tipp).
3. Orange, Kiwi, Banane und Granatapfelkerne in einer Schüssel mischen. Walnusskerne und Chiasamen untermischen. Mit der Minze in zwei Schalen anrichten.

Tipp: Zum Herauslösen der Kerne den Granatapfel halbieren. Anschließend über einer großen Schüssel jede Fruchthälfte mit der Schnittseite nach unten auf die Schalenseite mit dem Kochlöffel klopfen, so fallen bereits viele Kerne locker heraus. Restliche Kerne dann durch angedeutetes Umstülpen der Schale herauslösen. Zuletzt die weißen (bitter schmeckenden) Trennhäutchen aussortieren.

Nährwerte pro Portion:
359 kcal, 6,8 g Eiweiß, 19,5 g Fett, 33 g Kohlenhydrate

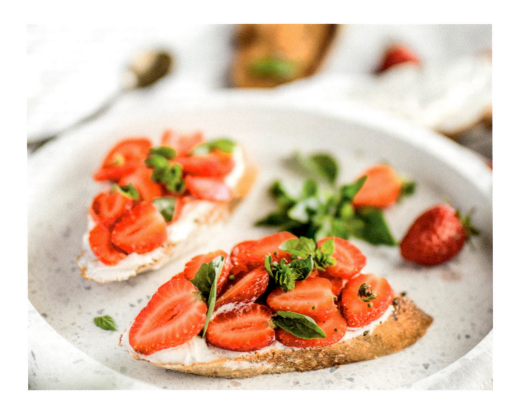

Erdbeer-Bruschetta

Für 4 Portionen

Zubereitungszeit:
50 Minuten
+ 2 Stunden 40 Minuten
+ Ruhezeit für den Teig

Zutaten

Für das Ciabatta-Brot:
- 150 g helles Dinkelmehl (Type 630)
- 100 g Vollkorn-Dinkelmehl
- 1 TL Salz
- 10 g frische Hefe
- ½ TL Xylit
- 150 ml lauwarmes Wasser
- 1 EL Olivenöl
- 1 TL Weißweinessig
- ½ TL Brotgewürz nach Belieben

Für den Belag:
- 400 g Erdbeeren
- Xylit nach Belieben
- 120 g Doppelrahm-Frischkäse
- einige Minzeblättchen

Zubereitung

1. Für das Brot die beiden Mehle und Salz in eine Schüssel geben und vermischen. Eine Mulde ins Mehl drücken und die Hefe hineinbröseln. Xylit und lauwarmes Wasser hinzufügen, etwas einrühren und diesen Vorteig 10 Minuten ruhen lassen.
2. Die restlichen Zutaten zugeben und mit den Händen oder dem Knethaken des Handrührgeräts zu einem geschmeidigen Teig kneten. Den Teig abgedeckt an einem warmen Ort 2 Stunden gehen lassen.
3. Den Teig auf einer gut bemehlten Arbeitsfläche nochmals durchkneten und zu einem länglichen Laib formen. Auf ein mit Backpapier ausgelegtes Blech legen und abgedeckt nochmals mindestens 30 Minuten gehen lassen.
4. Den Backofen auf 250 °C (Ober-/Unterhitze) vorheizen. Den Brotlaib in den Ofen schieben und 10 Minuten backen. Die Temperatur auf 200 °C herunterdrehen und das Brot in weiteren 20 Minuten goldbraun backen. Zwischendurch mehrmals kräftig mit Wasser besprühen (das sorgt für eine schöne Kruste). Das Brot aus dem Ofen nehmen, auf einem Rost auskühlen lassen.
5. Während das Brot im Ofen ist, für den Belag die Erdbeeren waschen, putzen, halbieren und nach Belieben mit etwas Xylit bestreuen.
6. Von dem Brot schräg 8 Scheiben abschneiden. (Den Rest in einen Gefrierbeutel geben und im Kühlschrank aufbewahren.) Die Brotscheiben mit Frischkäse bestreichen und mit Erdbeeren belegen. Mit Minze auf zwei Tellern anrichten. Übrige Erdbeeren dazu genießen.

Nährwerte pro Portion:
333 kcal, 9 g Eiweiß, 9,6 g Fett, 49,3 g Kohlenhydrate

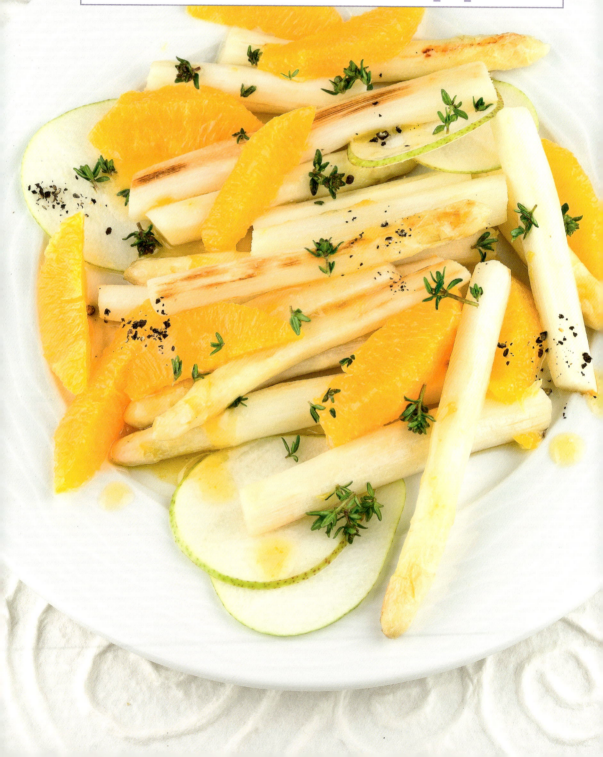

Salate und Suppen

Fruchtiger gebratener Spargelsalat

Für 2 Portionen
Zubereitungszeit:
25 Minuten

Zutaten

- 500 g weißer Spargel
- 2 EL Olivenöl
- 1 Birne
- 1 Orange
- 1 EL Balsamico bianco
- 1 EL Sojasauce
- 1 TL Senf
- Salz, Pfeffer
- 2 TL Thymianspitzen

Zubereitung

1. Den Spargel waschen, schälen und die Enden abschneiden. Die Stangen nach Belieben in Stücke schneiden. Das Öl in einer beschichteten Pfanne erhitzen und den Spargel darin etwa 12 Minuten braten. Er sollte noch leicht bissfest sein.
2. Inzwischen die Birne waschen, vierteln, entkernen und in sehr dünne Spalten schneiden. Die Orange bis ins Fruchtfleisch schälen. Die Fruchtfilets zwischen den Trennhäuten mit einem scharfen Messer herauslösen und den abtropfenden Saft auffangen.
3. Für das Dressing Orangensaft, Balsamico, Sojasauce, Senf, Salz und Pfeffer verrühren.
4. Den Spargel aus der Pfanne nehmen und in eine Schüssel geben. Birne und Orange hinzufügen. Das Dressing darübergeben und alles gut vermischen. Auf Tellern anrichten und mit dem Estragon bestreuen.

Nährwerte pro Portion:
197 kcal, 4,9 g Eiweiß, 10,9 g Fett, 16,8 g Kohlenhydrate

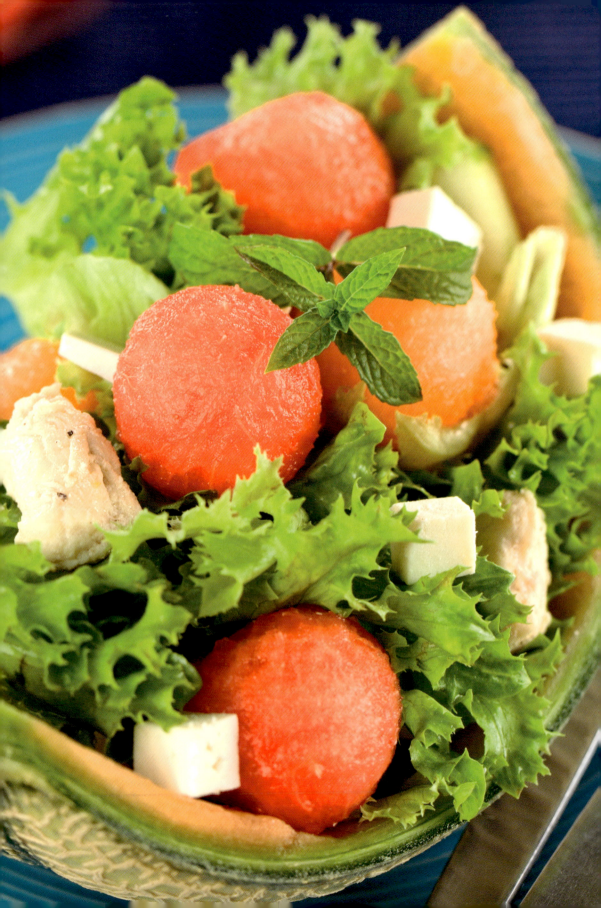

Melonensalat mit Geflügel und Feta

Für 4 Portionen
Zubereitungszeit:
20 Minuten

Zutaten
- 4 Hähnchenfilets (à ca. 150 g)
- Salz, Pfeffer
- 4 EL Rapsöl
- ½ Kopf Lollo bianco
- ½ Melone, 400 g Fruchtfleisch (Wasser-, Galia- oder Cantaloupe-Melone)
- 150 g Feta
- 2 EL Weißweinessig
- 1–2 EL Limettensaft
- 1 Prise Erythrit-Puder
- einige Blättchen Zitronenmelisse

Zubereitung

1. Die Hähnchenbrustfilets waschen, trocken tupfen und in Stücke schneiden. Mit Salz und Pfeffer würzen. 2 EL Öl in einer beschichteten Pfanne erhitzen und das Fleisch darin 3–4 Minuten braten. Herausnehmen.
2. Den Lollo bianco putzen, waschen, trocken schleudern und zerpflücken. Aus dem Melonenfleisch Kugeln ausstechen (alternativ 400 g Fruchtfleisch in Stücke schneiden). Feta in Würfel schneiden.
3. Blattsalat, Melone, Feta und Hähnchenfleisch in einer Schüssel mischen. Essig, Limettensaft, Salz, Pfeffer, Erythrit und restliches Öl verrühren. Das Dressing über den Salat geben und gut vermischen. Mit Melisseblättchen anrichten.

Tipp: Besonders attraktiv ist es, wenn man den Salat in einer Melonenschale anrichtet. Auch verschiedene Melonensorten für den Salat zu verwenden, ist ein echter Hingucker.

Nährwerte pro Portion:
405 kcal, 42,3 g Eiweiß, 20,3 g Fett, 12,4 g Kohlenhydrate

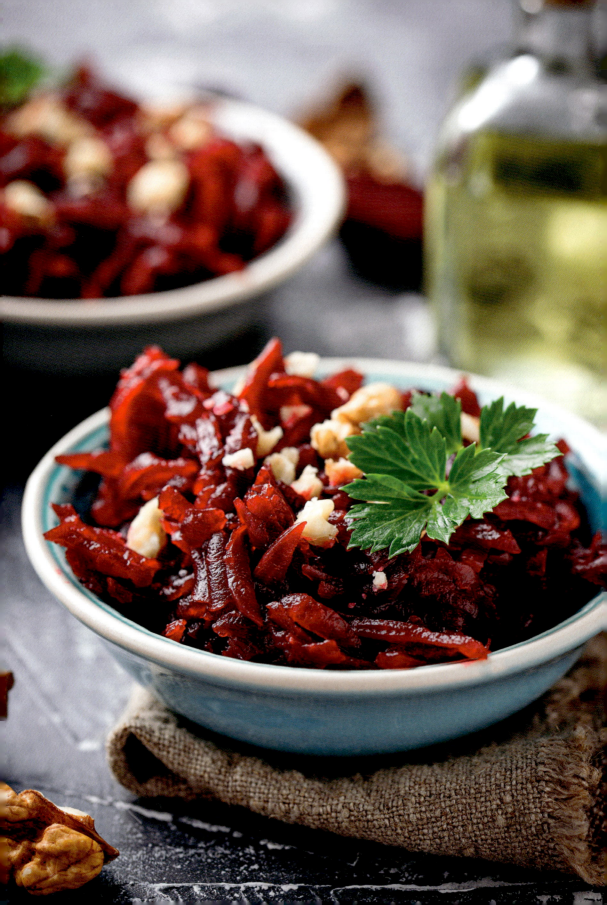

Rote-Bete-Salat

Für 2 Portionen
Zubereitungszeit:
15 Minuten

Zutaten
- 500 g gegarte Rote Bete (vakuumverpackt)
- 4 Frühlingszwiebeln
- 6 EL Apfelessig
- Salz, Pfeffer
- 1 EL Honig
- 2 EL Rapsöl
- 50 g Walnusskerne
- einige Petersilienblättchen

Zubereitung

1. Die Rote Bete abtropfen lassen und in dünne Streifen schneiden. Die Frühlingszwiebeln putzen, waschen und sehr fein schneiden. Rote Bete und Frühlingszwiebeln in eine Schüssel geben.
2. Apfelessig, Salz, Pfeffer, Honig und Rapsöl verrühren. Das Dressing über den Salat geben und gut untermischen.
3. Den Salat in zwei Schüsseln portionieren. Die Walnusskerne grob hacken und darübergeben. Mit Petersilie dekorieren und servieren.

Tipp: Vor dem Schälen der Roten Bete mit einem Messer unten den Wurzelansatz und oben den Stielansatz abschneiden. Einmalhandschuhe schützen die Hände dabei vor dem roten Saft. Die Schale der Roten Bete rundherum mit einem Sparschäler abschälen.

Nährwerte pro Portion:
399 kcal, 7,8 g Eiweiß, 21,1 g Fett, 38,4 g Kohlenhydrate

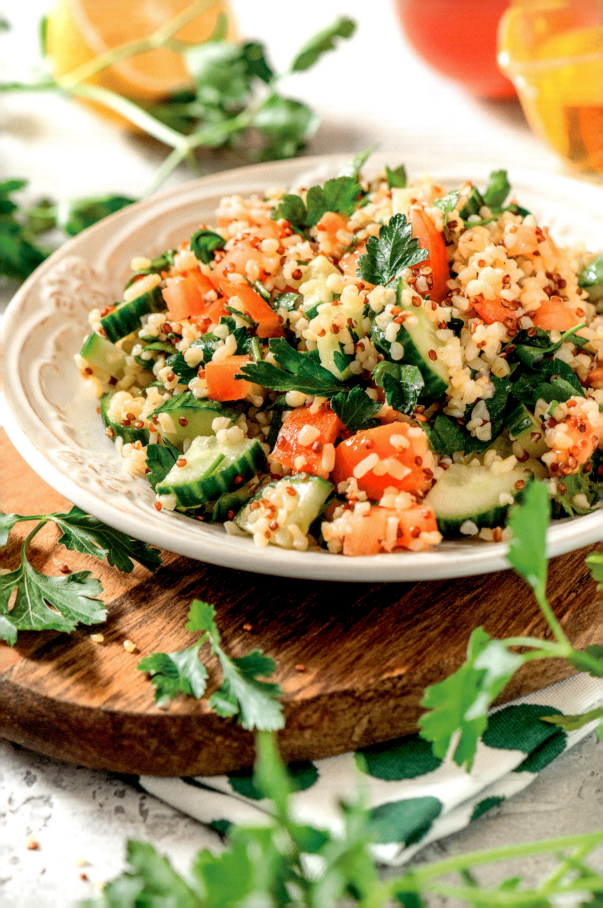

Quinoa-Tabouleh

Für 2 Portionen
Zubereitungszeit:
25 Minuten

Zutaten
- 75 g Quinoa
- Salz
- 200 g Tomaten
- 200 g Salatgurke
- 2 Frühlingszwiebeln
- 4 Stängel Petersilie
- 3 EL Zitronensaft
- 2 EL Olivenöl
- Pfeffer
- 1 TL Sesam (geröstet)

Zubereitung

1. Quinoa in ein feines Sieb geben und die Samen unter fließendem Wasser gründlich spülen, das entfernt Bitterstoffe. Die Quinoa anschließend in leicht gesalzenem Wasser nach Packungsanweisung garen und ausquellen lassen. Das dauert etwa 20 Minuten. Quinoa in eine Schüssel geben und abkühlen lassen.
2. Während die Quinoa gart, die Tomaten waschen, vierteln und ohne den Stielansatz in Würfel schneiden. Die Gurke waschen, längs halbieren und in dünne Scheiben schneiden. Die Frühlingszwiebeln putzen, waschen und fein schneiden. Die Petersilie waschen, trocken schütteln, die Blättchen abzupfen und grob hacken.
3. Tomaten, Gurke, Frühlingszwiebeln, Petersilie und Quinoa mischen. Zitronensaft, Olivenöl, Salz und Pfeffer hinzufügen und untermischen. Abschmecken und das Quinoa-Tabouleh mit Sesam bestreut servieren.

Nährwerte pro Portion:
298 kcal, 7,3 g Eiweiß, 14,2 g Fett, 31,4 g Kohlenhydrate

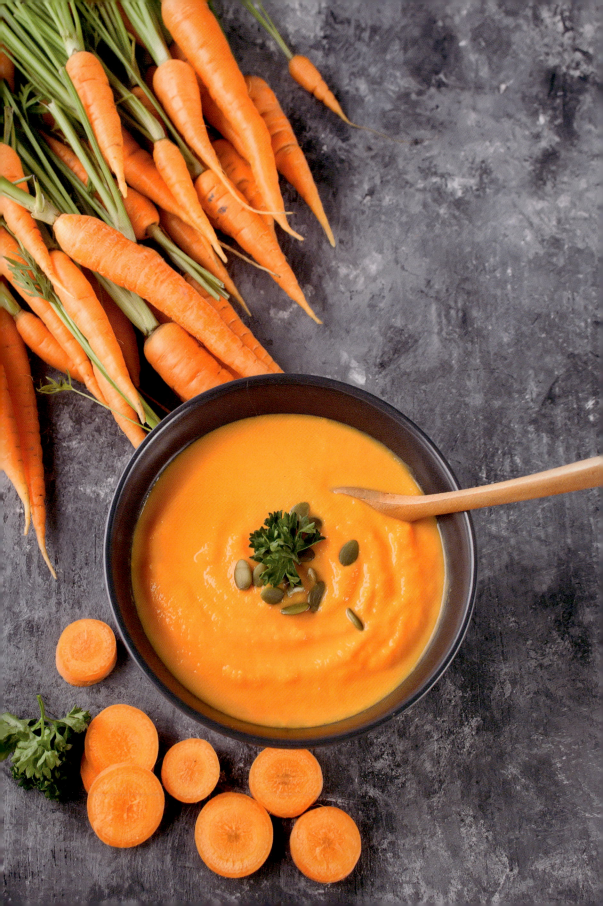

Möhrensüppchen

Für 4 Portionen
Zubereitungszeit:
25 Minuten

Zutaten
- 600 g Möhren
- 200 g mehligkochende Kartoffeln
- 2 Zwiebeln
- 1 Knoblauchzehe
- 30 g Ingwer
- 2 EL Öl
- Salz, Pfeffer
- 1 l Gemüsebrühe
- ¼ Bund Petersilie
- ½ EL Zitronensaft
- 1 EL Kürbiskerne (geröstet)

Zubereitung

1. Die Möhren putzen, schälen und in Scheiben schneiden. Die Kartoffeln schälen, waschen und würfeln.
2. Zwiebeln, Knoblauch und Ingwer schälen, fein würfeln und im heißem Öl andünsten. Möhren und Kartoffeln zugeben, andünsten und mit Salz und Pfeffer würzen. Mit der Brühe ablöschen und etwa 15 Minuten köcheln lassen.
3. Die Petersilie waschen, trocken schütteln, Blättchen abzupfen und grob hacken.
4. Die Suppe mit einem Stabmixer fein pürieren. Mit Zitronensaft, Salz und Pfeffer abschmecken. Portionieren und mit Petersilie und den gerösteten Kürbiskernen bestreut servieren.

Nährwerte pro Portion:
196 kcal, 3,6 g Eiweiß, 11,1 g Fett, 17,4 g Kohlenhydrate

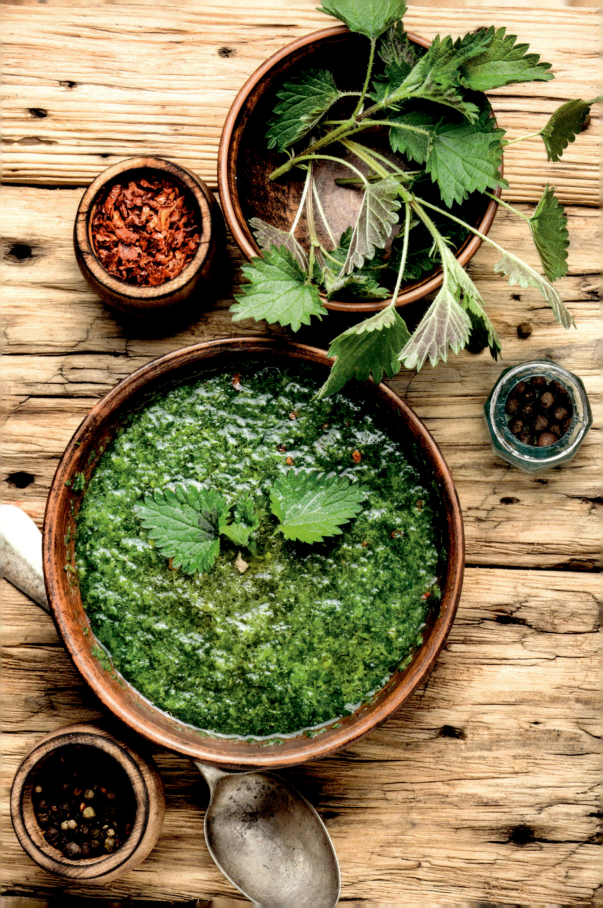

Brennnesselsuppe

Für 4 Portionen
Zubereitungszeit:
25 Minuten

Zutaten
- 200 g junge Brennnesseln
- 1 Handvoll frischer Kerbel
- 200 g mehligkochende Kartoffeln
- 1 Zwiebel
- 2 Knoblauchzehen
- 1 EL Butter
- 1 EL Mehl
- 50 ml heller Traubensaft
- 600 ml Gemüsebrühe
- 200 g Sahne
- Salz, Pfeffer
- Muskatnuss, Chiliflocken

Zubereitung

1. Die Brennnesseln und den Kerbel putzen, waschen, trocken schütteln und hacken. Die Kartoffeln schälen, waschen und würfeln.
2. Die Zwiebel und den Knoblauch schälen und würfeln. Beides in einem Topf in heißer Butter andünsten. Mit dem Mehl bestäuben, das Mehl kurz hell anschwitzen und mit Traubensaft ablöschen (dabei gut rühren!).
3. Kartoffeln, Brühe und Sahne zufügen und alles etwa 15 Minuten bei kleiner Hitze köcheln lassen.
4. Die vorbereiteten Kräuter zufügen und alles mit dem Stabmixer fein pürieren. Nach Bedarf noch etwas Brühe angießen oder die Suppe ein wenig weiter einköcheln lassen. Mit Salz, Pfeffer, Muskat und Chiliflocken abschmecken.

Tipp: Sehr gut schmeckt die Suppe auch mit Croûtons. Dafür 2 Scheiben Toastbrot würfeln und in einer beschichteten Pfanne in 20 g Butter goldbraun rösten.

Nährwerte pro Portion:
278 kcal, 6,7 g Eiweiß, 21,1 g Fett, 13,9 g Kohlenhydrate

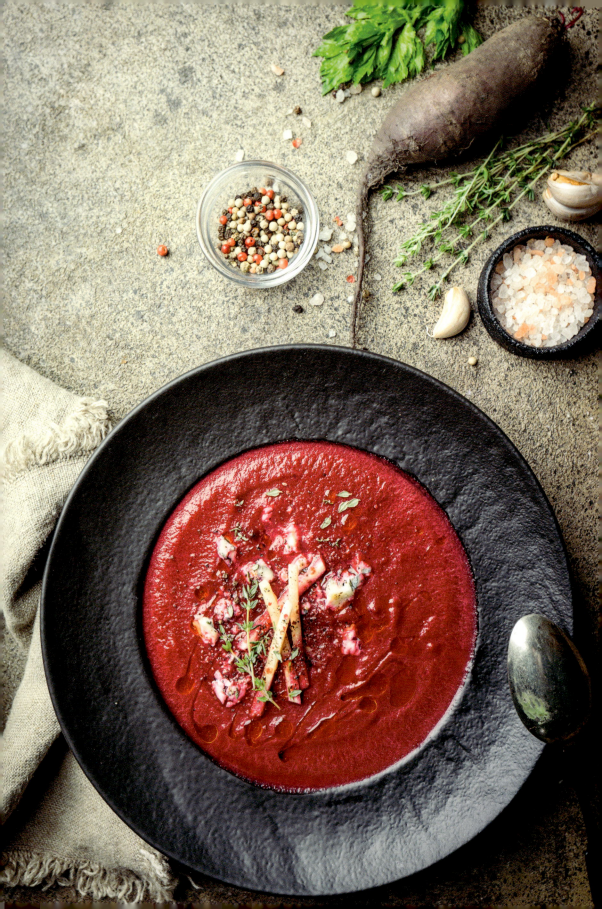

Rote-Bete-Suppe

Für 2 Portionen
Zubereitungszeit:
30 Minuten

Zutaten
- 500 g gegarte Rote Bete (vakuumverpackt)
- 150 g mehligkochende Kartoffeln
- 1 Zwiebel
- 1 Knoblauchzehe
- 1 Stück Ingwer (ca. 1,5 cm)
- 2 EL Olivenöl
- Salz, Pfeffer
- 600 ml Gemüsebrühe
- 100 g Sahne
- 2 EL griechischer Joghurt (10 % Fett)
- 1 TL geriebener Meerrettich (aus dem Glas)
- 1 TL frische Thymianblättchen

Zubereitung

1. Die Rote Bete abtropfen lassen und in Würfel schneiden. Die Kartoffeln schälen, waschen und würfeln.
2. Zwiebel, Knoblauch und Ingwer schälen, fein würfeln und in einem Topf im heißen Öl andünsten. Die Kartoffeln und die Rote Bete dazugeben, andünsten, mit Salz und Pfeffer würzen. Mit der Brühe und der Sahne ablöschen und etwa 15 Minuten köcheln lassen.
3. Die Suppe mit einem Stabmixer fein pürieren. Die Thymianblättchen fein hacken. Die Suppe mit Pfeffer und Thymian abschmecken und portionieren. Joghurt und Meerrettich verrühren und dazu servieren.

Tipp: Wer es gerne etwas gehaltvoller mag, gibt noch knusprig gebratene Kartoffelstreifen als Topping auf die Suppe. Dafür 1 Kartoffel schälen, waschen und in sehr feine Streifen schneiden. Dann in einer beschichteten Pfanne in 1 EL Öl etwa 5 Minuten knusprig braten.

Nährwerte pro Portion:
499 kcal, 7,9 g Eiweiß, 34,3 g Fett, 35,7 g Kohlenhydrate

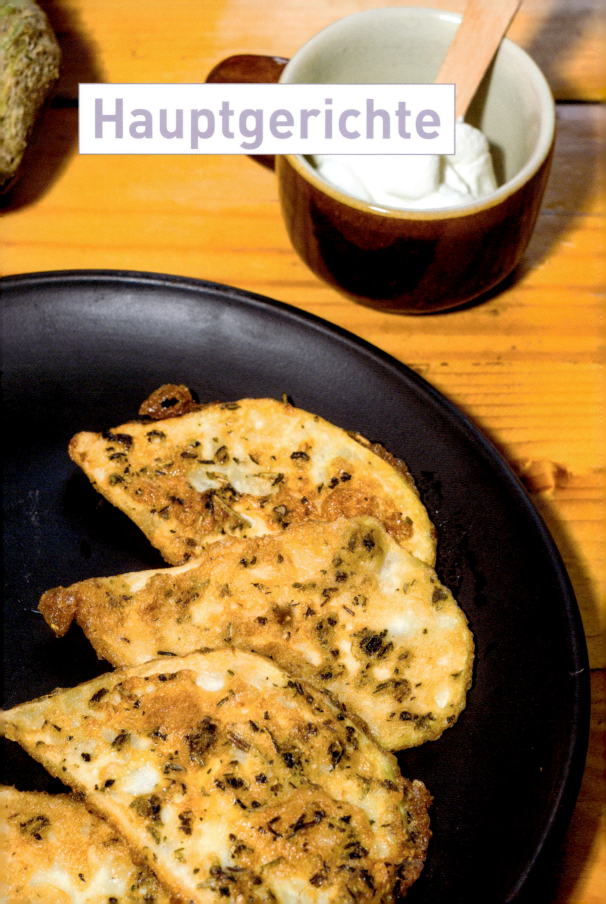
Hauptgerichte

Sellerieschnitzel mit Limettenquark

Für 4 Portionen
Zubereitungszeit:
35 Minuten

Zutaten
- 1 Knollensellerie (ca. 800 g)
- Salz
- 3 EL Balsamico bianco
- 3–4 Stängel Petersilie und Basilikum
- 250 g Magerquark
- Saft von 1 Limette
- Pfeffer
- ¼ Bund Rosmarin
- 150 g geriebener Parmesan
- 1 EL Semmelbrösel
- 2 Eier (Größe M)
- 1 EL Dinkelmehl
- 8 EL Rapsöl

Zubereitung

1. Den Sellerie schälen und in etwa 1 cm dicke Scheiben schneiden. In einem Topf Salzwasser mit Balsamico zum Kochen bringen. Die Selleriescheiben darin etwa 5 Minuten garen. Herausnehmen, mit kaltem Wasser abschrecken und abtropfen lassen. Die Selleriescheiben trocken tupfen und abkühlen lassen.
2. Für den Quark Petersilie und Basilikum waschen, trocken schütteln, Blättchen abzupfen und fein hacken. Quark, Limettensaft und Kräuter verrühren. Mit Salz und Pfeffer abschmecken.
3. Den Rosmarin waschen, trocken schütteln, Nadeln abzupfen und fein hacken. Parmesan, Semmelbrösel und Rosmarin in einem tiefen Teller mischen. Die Eier in einem weiteren Teller verquirlen. Das Mehl auf einen dritten Teller geben.
4. Zum Panieren die Selleriescheiben erst im Mehl, dann im verquirlten Ei und zum Schluss in der Parmesanmischung wälzen. Das Öl in einer großen Pfanne erhitzen und die panierten Scheiben darin 8–10 Minuten ausbacken. Herausnehmen und auf Küchenpapier geben, damit das überschüssige Fett aufgesogen wird. Die Sellerieschnitzel mit dem Limettenquark anrichten und servieren.

Nährwerte pro Portion:
470 kcal, 26 g Eiweiß, 34,5 g Fett, 10,1 g Kohlenhydrate

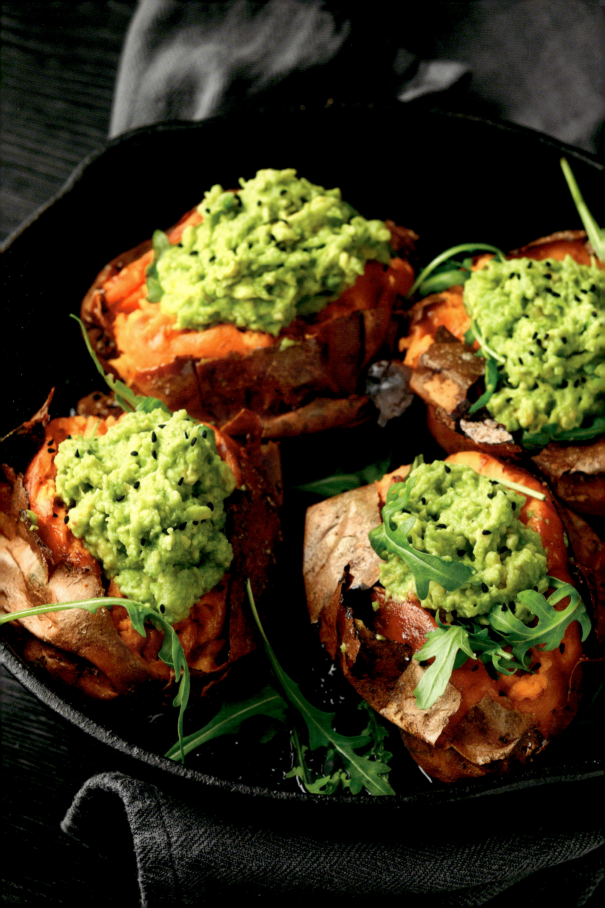

Gebackene Süßkartoffel mit Avocadocreme

Für 4 Portionen
Zubereitungszeit:
60 Minuten

Zutaten
- 4 mittelgroße Süßkartoffeln (à ca. 300 g)
- 3 EL Olivenöl
- 1 Avocado
- 1 Knoblauchzehe
- 100 g Feta
- 1 Frühlingszwiebel
- 150 g Naturjoghurt (3,5 % Fett)
- 3 EL Limettensaft
- 5 g schwarzer Sesam
- Salz, Pfeffer
- ¼ Bund Rucola

Zubereitung

1. Den Backofen auf 200 °C (Ober-/Unterhitze) vorheizen. Die Süßkartoffeln mit dem Olivenöl bepinseln, in Backpapier wickeln und auf das Backblech legen. Im Backofen je nach Größe 50–60 Minuten garen.
2. Inzwischen die Avocado halbieren, den Kern entfernen und das Fruchtfleisch aus der Schale lösen. Das Avocadofleisch mit einer Gabel zerdrücken. Die Knoblauchzehe schälen, durch eine Presse drücken und dazugeben.
3. Den Feta zerbröseln. Die Frühlingszwiebel putzen, waschen und fein schneiden. Feta, Joghurt, Frühlingszwiebel, Limettensaft und Sesam zur Avocado geben und verrühren. Die Avocadocreme mit Salz und Pfeffer abschmecken.
4. Rucola verlesen, waschen, trocken schütteln und die groben Stiele entfernen. Die Süßkartoffeln aus dem Ofen nehmen, das Papier vorsichtig lösen und mit einem spitzen Messer in die Kartoffel pieksen. Ist sie noch zu fest, noch ein paar Minuten weiter backen. Die garen Kartoffeln der Länge nach aufschneiden und mit der Creme füllen. Mit Rucola garniert anrichten.

Nährwerte pro Portion:
595 kcal, 11,5 g Eiweiß, 23,3 g Fett, 77 g Kohlenhydrate

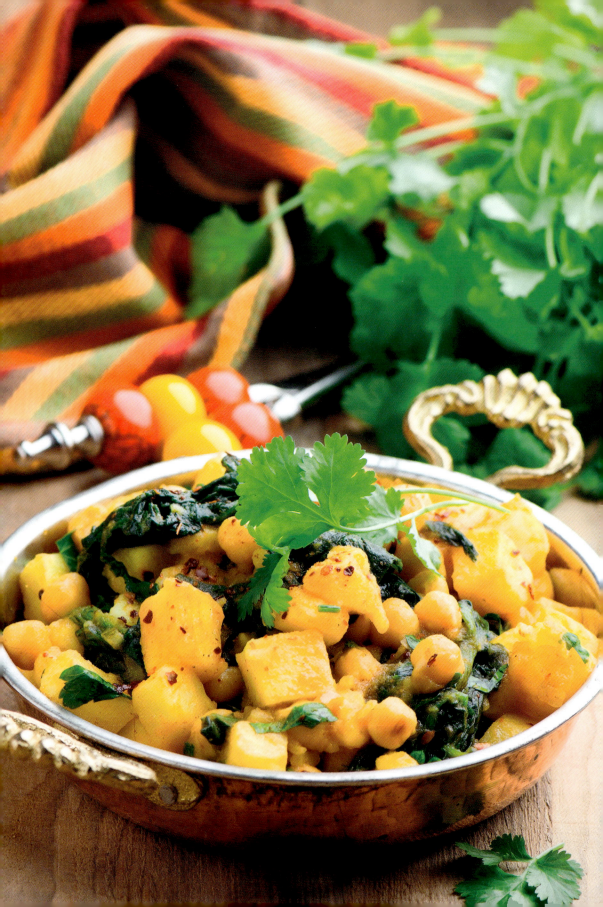

Kartoffel-Blumenkohl-Curry

Für 2 Portionen
Zubereitungszeit:
30 Minuten

Zutaten
- 150 g Kartoffeln
- ¼ Blumenkohl
- 100 g Blattspinat
- 1 Schalotte
- 10 g Ingwer
- 2 EL Rapsöl
- 1 TL Currypaste (gelb)
- 200 ml Kokosmilch
- 100 g Kichererbsen aus der Dose
- ¼ Bund Petersilie
- Salz, Pfeffer

Zubereitung

1. Die Kartoffeln schälen, waschen und in Würfel schneiden. Den Blumenkohl putzen, waschen und in kleine Röschen teilen. Den Spinat verlesen und waschen.
2. Die Schalotte und den Ingwer schälen, fein würfeln und in einem Topf im heißen Öl andünsten. Die Currypaste dazugeben und kurz anschwitzen. Die Kartoffeln und den Blumenkohl dazugeben, andünsten und mit Kokosmilch ablöschen. Etwa 15 Minuten garen.
3. Die Kichererbsen in ein Sieb abgießen, mit kaltem Wasser abspülen und gut abtropfen lassen. Die Kichererbsen und den Spinat in das Curry geben und 5 Minuten erhitzen. Die Petersilie waschen, trocken schütteln und Blättchen abzupfen. Das Curry mit Salz und Pfeffer abschmecken und mit Petersilie garniert servieren.

Nährwerte pro Portion:
468 kcal, 10,7 g Eiweiß, 34,1 g Fett, 26,3 g Kohlenhydrate

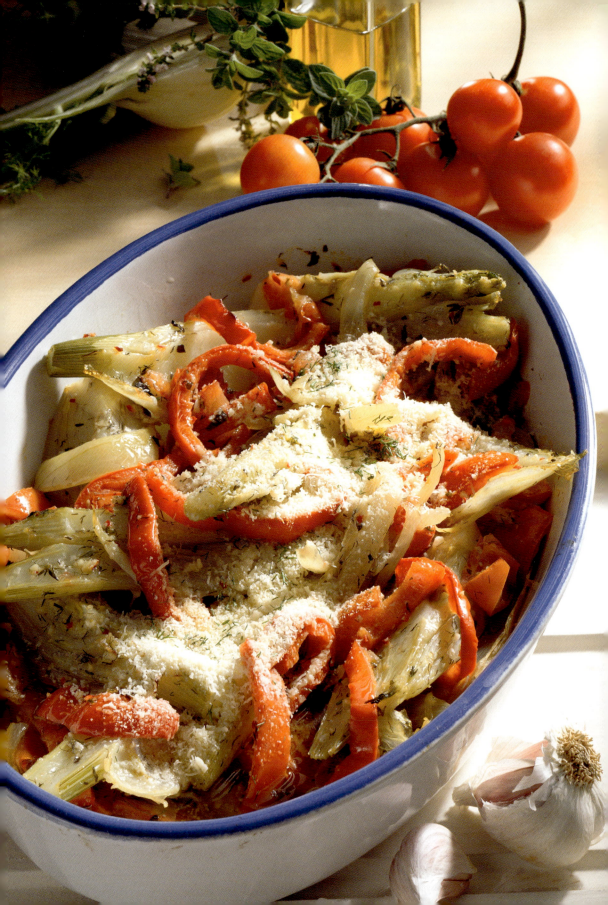

Gratiniertes Fenchel-Paprika-Gemüse

Für 2 Portionen
Zubereitungszeit:
25 Minuten

Zutaten
- 2 rote Paprikaschoten
- 500 g Fenchel
- 100 g Tomaten
- 1 Knoblauchzehe
- 3 EL Olivenöl
- 3 EL Balsamico bianco
- Salz
- 1 Prise gemahlener Koriander
- 1 Prise gemahlener Piment
- 1 gestr. TL Erythrit-Puder
- 80 geriebener Parmesan

Zubereitung

1. Den Backofen auf 200 °C (Ober-/Unterhitze) vorheizen. Die Paprikaschoten halbieren, entkernen, waschen und in Streifen schneiden. Den Fenchel putzen, waschen und in Streifen schneiden. Die Tomaten waschen, halbieren, Strunk entfernen und würfeln. Den Knoblauch schälen und in dünne Scheiben schneiden.

2. Das Öl erhitzen und das Gemüse darin etwa 8 Minuten braten. Den Knoblauch untermischen und kurz mitbraten. Mit Balsamico ablöschen und mit Salz, Koriander, Piment und Erythrit würzen.

3. Das Gemüse in eine gefettete Auflaufform verteilen. Mit Parmesan bestreuen und im heißen Ofen etwa 5 Minuten überbacken.

Nährwerte pro Portion:
410 kcal, 17,4 g Eiweiß, 28,1 g Fett, 17,9 g Kohlenhydrate

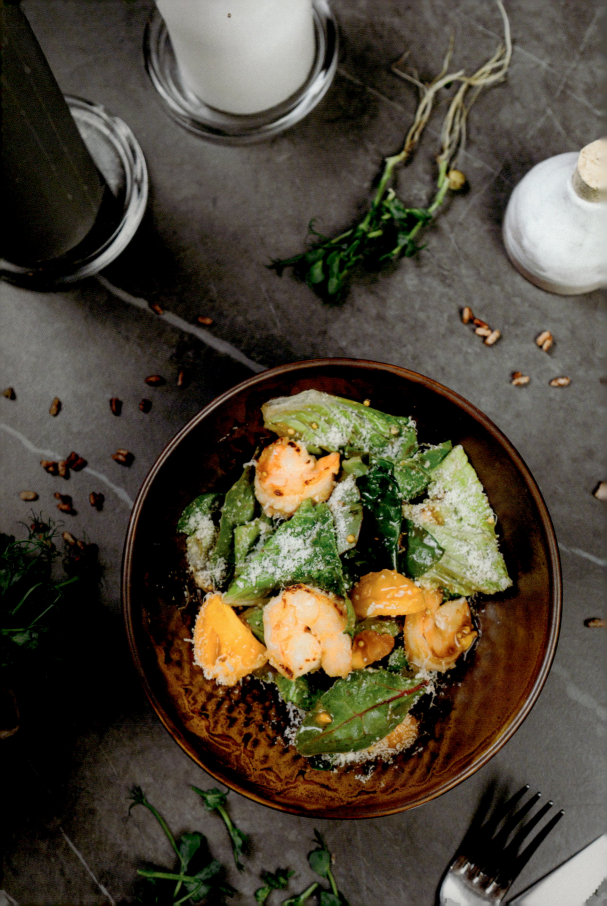

Garnelen mit Mangold und Kürbis

Für 2 Portionen
Zubereitungszeit:
25 Minuten

Zutaten

- 200 g rohe Garnelen (ohne Schale)
- 250 g Kürbisfruchtfleisch (z. B. Hokkaido)
- 300 g Babymangold
- 100 g Kräuterseitlinge
- 1 rote Zwiebel
- 1 Knoblauchzehe
- 2 EL Olivenöl
- 1 TL Thymian
- Salz
- bunter Pfeffer (grob gemahlen)
- 50 ml Geflügelfond
- 1 Handvoll Basilikumblätter
- 1 EL griechischer Joghurt (10 % Fett)
- 50 g geriebener Parmesan

Zubereitung

1. Die Garnelen längs am Rücken einschneiden und den schwarzen Darm entfernen, Garnelen waschen und trocken tupfen. Kürbisfruchtfleisch in Stücke schneiden. Den Mangold putzen, waschen und grob zerkleinern. Die Kräuterseitlinge putzen, trocken abreiben und in Scheiben schneiden. Die Zwiebel und den Knoblauch schälen und fein würfeln.
2. In einer beschichteten Pfanne 1 EL Öl erhitzen und die Garnelen darin 3 Minuten braten. Herausnehmen.
3. Das restliche Öl in der Pfanne erhitzen. Zwiebel und Knoblauch darin andünsten. Mangold, Kräuterseitlinge und Kürbis zugeben, anbraten. Mit Thymian, Salz und Pfeffer würzen. Mit dem Fond ablöschen und das Gemüse 5 Minuten garen.
4. Das Basilikum waschen, trocken tupfen, mit den Garnelen zum Gemüse geben und kurz erhitzen. Den Joghurt untermischen und das Gericht abschmecken. Mit Parmesan bestreut servieren.

Nährwerte pro Portion:
387 kcal, 34,2 g Eiweiß, 21,4 g Fett, 10,1 g Kohlenhydrate

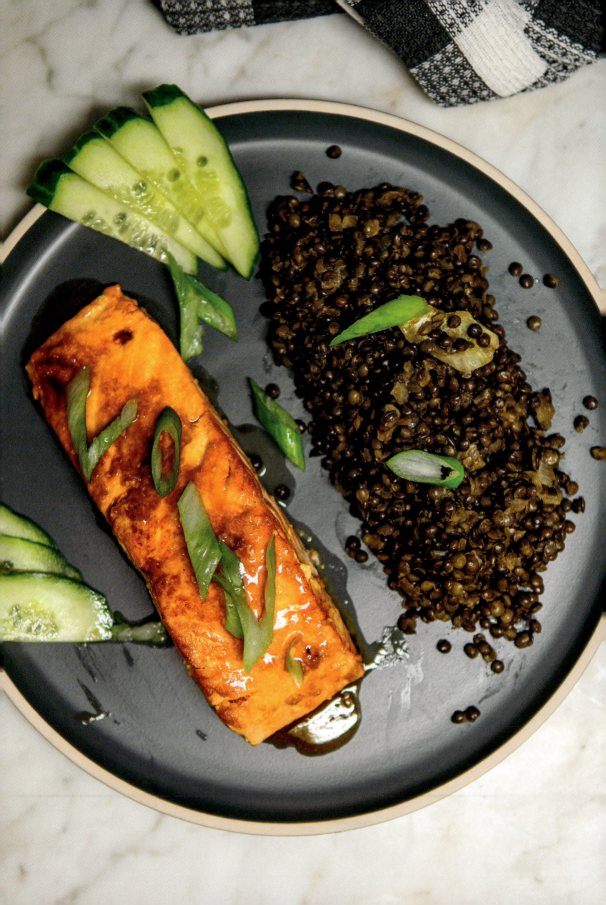

Lachsfilet mit Belugalinsensalat

Für 4 Portionen
Zubereitungszeit:
40 Minuten

Zutaten

Für den Salat:
- 300 g Belugalinsen (getrocknet)
- 600 ml Gemüsebrühe
- 1 Zwiebel
- 1 Frühlingszwiebel
- 1 TL Weißweinessig
- 2 TL Dijonsenf
- Salz, Pfeffer
- 4 EL Olivenöl

Für den Lachs:
- 600 g Lachsfilet ohne Haut
- Salz, Pfeffer
- 2 EL Rapsöl
- 1 TL Agavendicksaft
- Saft von ½ Zitrone
- ¼ Salatgurke

Zubereitung

1. Für den Salat die Linsen in der Brühe nach Packungsanweisung garen. Inzwischen die Zwiebel schälen und fein würfeln. Die Frühlingszwiebel putzen, waschen und in feine Röllchen schneiden. Essig, Senf, Salz, Pfeffer und Öl verrühren.
2. Linsen abgießen und in eine Schüssel geben. Zwiebel, Frühlingszwiebel sowie das Dressing dazugeben und gut vermischen.
3. Das Lachsfilet waschen, trocken tupfen und in vier Stücke schneiden. Mit Salz und Pfeffer würzen. Öl in einer beschichteten Pfanne erhitzen und das Lachsfilet darin etwa 8 Minuten braten.
4. Die Gurke waschen, trocken reiben, längs halbieren und in Scheiben schneiden. Agavendicksaft und Zitronensaft verrühren. Den Lachs auf Teller verteilen und mit der Agavenmarinade beträufeln. Linsensalat dazugeben mit Gurkenscheiben garnieren und servieren.

Nährwerte pro Portion:
683 kcal, 48,3 g Eiweiß, 36 g Fett, 34,8 g Kohlenhydrate

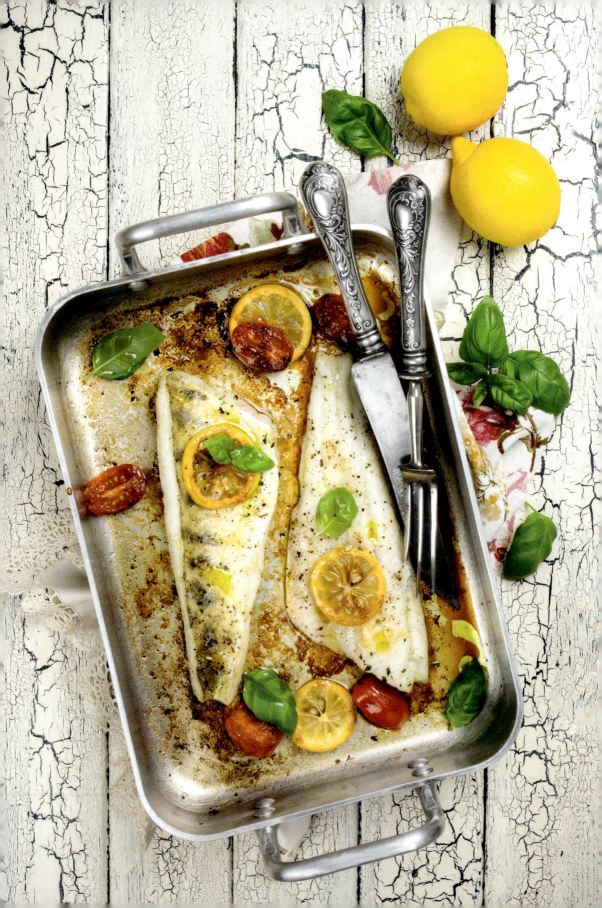

Backofen-Zander

Für 2 Portionen
Zubereitungszeit:
20 Minuten

Zutaten
- 2 Zanderfilets ohne Haut (à ca. 250 g)
- Salz
- Öl für die Form
- 1 Bio-Zitrone
- 300 g Kirschtomaten
- 1 Chilischote
- 2 EL Olivenöl
- ½ Bund Basilikum

Zubereitung

1. Den Backofen auf 200 °C (Ober-/Unterhitze) vorheizen. Das Zanderfilet waschen, trocken tupfen und mit Salz würzen. In eine gefettete Auflaufform legen.
2. Die Zitrone heiß waschen, trocken reiben und in dünne Scheiben schneiden. Den Fisch damit belegen. Die Tomaten waschen und halbieren. Die Chilischote waschen, halbieren, entkernen und fein hacken. Tomaten und Chili zum Fisch geben. Alles mit dem Olivenöl beträufeln und im heißen Ofen etwa 10 Minuten garen.
3. Das Basilikum waschen, trocken tupfen und die Blätter abzupfen. Das Zanderfilet aus dem Backofen nehmen und mit Basilikum garniert servieren.

Tipp: Haben Sie nur Fischfilet mit Haut bekommen? Kein Problem: Grundsätzlich können Fischfilets wie Lachs, Zander, Forelle immer auf die gleiche Art enthäutet werden. Legen Sie die Filets mit der Hautseite nach unten auf ein Schneidebrett. Setzen Sie dann mit einem Filiermesser leicht schräg am Schwanzende an, das Filet mit der anderen Hand festhalten. Die Haut mit behutsamen aber langen Schnitten nach und nach vom Fischfleisch ablösen.

Nährwerte pro Portion:
337 kcal, 49,9 g Eiweiß, 12,3 g Fett, 4,7 g Kohlenhydrate

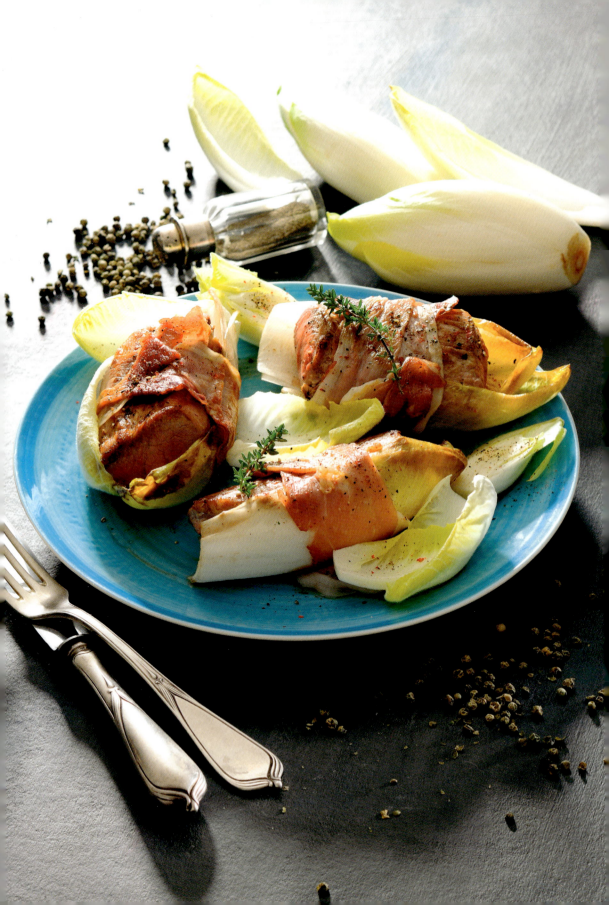

Gebratener Chicorée im Schinkenmantel

Für 2 Portionen
Zubereitungszeit:
30 Minuten

Zutaten
- 1 Grapefruit (ca. 400 g)
- 2 EL Traubenkernöl
- 1 TL Honig
- Salz, Pfeffer
- 2 Stauden Chicorée (ca. 300 g)
- 150 g Putenschinken (ca. 4 Scheiben)
- 1 EL Olivenöl
- 2 Zweige Thymian
- 30 g gehackte Walnusskerne
- 30 g geröstete Pistazien

Zubereitung

1. Die Grapefruits bis ins Fruchtfleisch schälen. Die Fruchtfilets zwischen den Trennhäuten mit einem scharfen Messer herauslösen und dabei den Saft auffangen. Für das Dressing 4 EL Grapefruitsaft mit dem Traubenkernöl und dem Honig verquirlen, mit Salz und Pfeffer abschmecken.
2. Den Chicorée waschen und den Strunk herausschneiden. Die Stauden mit den Schinkenscheiben umwickeln. Das Olivenöl in einer beschichteten Pfanne erhitzen und den Chicorée von allen Seiten bei geringer Hitze etwa 8 Minuten braten. Den Thymian mitbraten. Kurz vor Ende der Garzeit die Walnüsse und Pistazien in die Pfanne geben und mitrösten.
3. Die Grapefruitfilets auf die Teller verteilen und den Chicorée darauf anrichten. Mit dem Dressing beträufeln und servieren.

Nährwerte pro Portion:
530 kcal, 31,6 g Eiweiß, 36,7g Fett, 15,3 g Kohlenhydrate

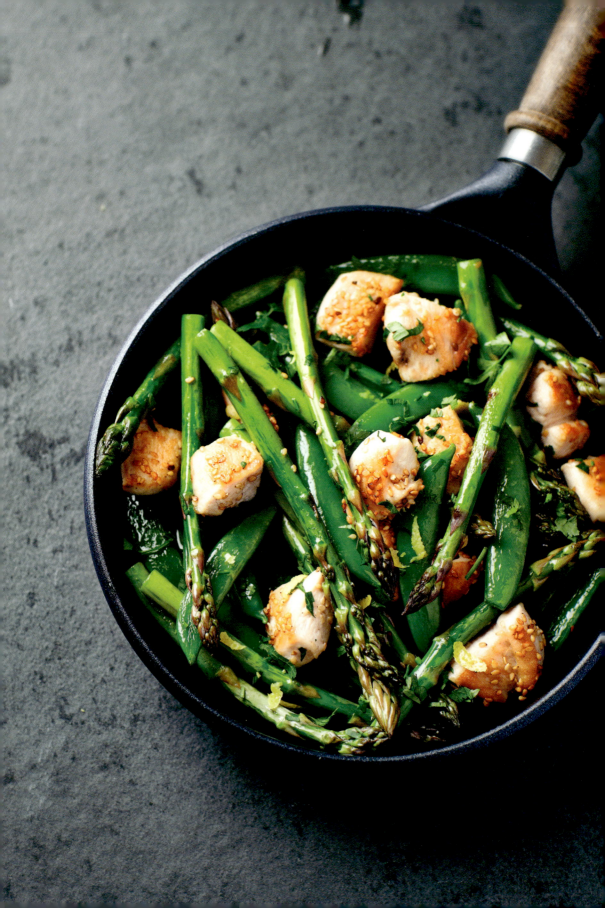

Spargel mit Sesam-Hähnchen

Für 2 Portionen
Zubereitungszeit:
40 Minuten

Zutaten
- 300 g Hähnchenbrustfilet
- Saft von 1 Zitrone
- Salz, Pfeffer
- Paprikapulver
- 2 EL Olivenöl
- 500 g grüner Spargel
- 2 Knoblauchzehen
- 1 EL Sesam
- 100 ml Gemüsebrühe
- 1 TL Senf
- ¼ Bund frische Kräuter (z. B. Petersilie oder Kerbel)

Zubereitung

1. Hähnchenbrustfilet waschen, trocken tupfen und in eine Schüssel geben. 1 EL Zitronensaft, Salz, Pfeffer, Paprikapulver und 1 EL Olivenöl verrühren. Über das Hähnchenfleisch geben und etwa 15 Minuten marinieren.
2. Inzwischen den Spargel waschen, im unteren Drittel schälen und die Enden abschneiden. Den Spargel in gesalzenem Wasser etwa 10 Minuten kochen. Herausnehmen und abtropfen lassen. Den Knoblauch schälen und in dünne Scheiben schneiden.
3. Hähnchenfleisch abtropfen lassen. Das restliche Öl in einer Pfanne erhitzen. Das Fleisch darin 6–8 Minuten braten. Kurz vor Ende der Garzeit mit dem Sesam bestreuen. Herausnehmen.
4. Den Spargel ins Bratfett geben. Den Knoblauch dazugeben und kurz mitbraten. Mit Brühe und dem restlichen Zitronensaft ablöschen und den Senf unterrühren. Den Sud mit Salz und Pfeffer abschmecken. Das Hähnchenfleisch in Stücke schneiden und dazugeben. Die Kräuter waschen, trocken schütteln, Blättchen abzupfen und zum Servieren über die Hähnchenpfanne streuen.

Nährwerte pro Portion:
352 kcal, 42,3 g Eiweiß, 15,2 g Fett, 8 g Kohlenhydrate

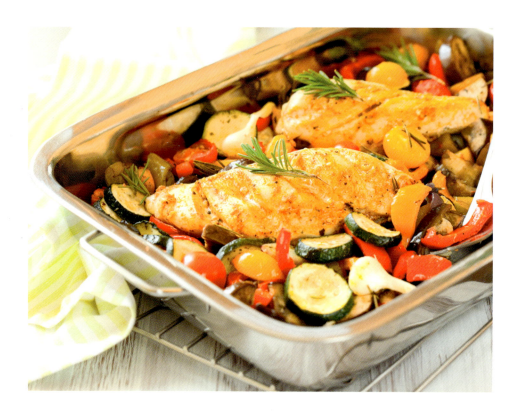

Mediterranes Hähnchen mit Gemüse

Für 4 Portionen
Zubereitungszeit:
35 Minuten

Zutaten
- 4 Hähnchenbrustfilets (à ca. 180 g)
- Pfeffer, Salz, Currypulver
- Saft von ½ Zitrone
- 2 Paprikaschoten (rot und gelb)
- 100 g Kirschtomaten
- 300 g Zucchini
- 200 g Aubergine
- 1 Zwiebel
- 2 Zweige Rosmarin
- 1 Stängel Majoran
- 1 frische Knoblauchknolle
- 4 EL Olivenöl
- 1 EL Paprikapulver

Zubereitung

1. Die Hähnchenbrustfilets waschen, trocken tupfen und mit Salz, Pfeffer und Curry würzen. Mit dem Zitronensaft beträufeln.
2. Die Paprikaschoten halbieren, entkernen, waschen und in Streifen schneiden. Die Tomaten waschen und halbieren. Zucchini und Aubergine waschen und in Scheiben schneiden. Die Zwiebel schälen und würfeln. Den Rosmarin und den Majoran waschen, trocken schütteln und die Nadeln bzw. Blättchen abzupfen. Von der Knoblauchknolle die äußeren Schalen entfernen, die Knolle in die einzelnen Zehen zerteilen.
3. In einem Bräter 2 EL Öl erhitzen. Auberginen darin kräftig anbraten. Zucchini, Paprika, Zwiebel und Kräuter dazugeben und anbraten. Mit Salz, Pfeffer und Paprikapulver würzen. Die Tomaten und die Knoblauchzehen dazugeben und das Gemüse zugedeckt 10–15 Minuten schmoren.
4. Das restliche Öl erhitzen und die Hähnchenbrustfilets darin etwa 10 Minuten braten. Das Gemüse abschmecken, das Fleisch darauf anrichten und servieren.

> **Tipp:** Kräuter aromatisieren ein Gericht nicht nur aufs Angenehmste, sondern sie sind auch noch gesund: Komponenten der ätherischen Öle wirken z. B. gegen Bakterien, Pilze, Viren und Keime. Farbstoffe wie Polyphenole schützen unsere Zellen und können das Risiko für Herz-Kreislauf-Erkrankungen reduzieren.

Nährwerte pro Portion:
320 kcal, 45,3 g Eiweiß, 11,8 g Fett, 5,8 g Kohlenhydrate

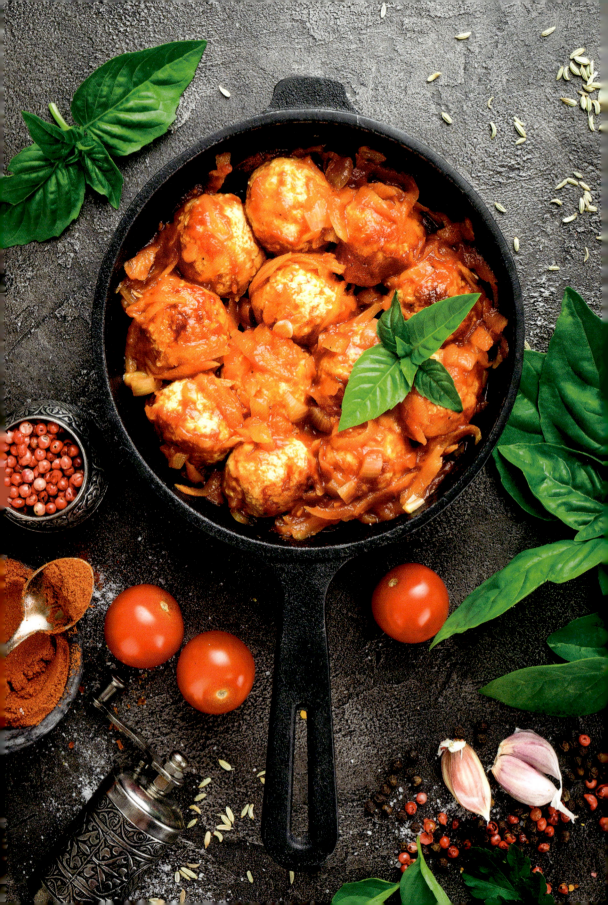

Toscana Fleischbällchen

Für 4 Portionen
Zubereitungszeit:
35 Minuten

Zutaten
- 500 g Rinderhackfleisch
- 1 Ei (Größe M)
- 20 g Sesam (geschält)
- Salz, Pfeffer
- 1 TL Majoran
- 5 Zwiebeln
- 1 Knoblauchzehe
- 2 rote Paprikaschoten
- 500 g Tomaten
- 20 g Butterschmalz
- 50 g griechischer Joghurt (10 % Fett)
- Chilipulver nach Geschmack
- ½ Bund Basilikum

Zubereitung

1. Das Hackfleisch mit Eiern und Sesam vermengen. Mit Salz, Pfeffer und Majoran würzen. Anschließend die Hackfleischmasse zu Bällchen formen.
2. Zwiebeln und Knoblauch schälen, halbieren und in feine Streifen schneiden. Paprikaschoten halbieren, entkernen, waschen und fein würfeln. Die Tomaten waschen, halbieren, den Strunk entfernen und die Tomaten in Würfel schneiden.
3. Butterschmalz in einer großen Pfanne erhitzen und die Hackfleischbällchen darin 6–8 Minuten anbraten. Aus der Pfanne nehmen und beiseitestellen.
4. Das vorbereitete Gemüse in das Bratfett geben und 5–6 Minuten anbraten. Den Schmand untermischen. Die Fleischbällchen dazugeben, alles mit Pfeffer und Chilipulver würzen und weitere 8–10 Minuten fertig braten.
5. Das Basilikum waschen, trocken schütteln, die Blätter abzupfen und zum Servieren über die Hackbällchenpfanne geben.

Nährwerte pro Portion:
428 kcal, 31,53 g Eiweiß, 28 g Fett, 9,7 g Kohlenhydrate

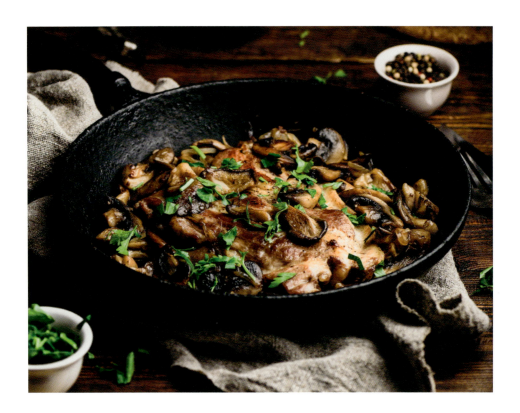

Filetstreifen mit Pilzen

Für 4 Portionen
Zubereitungszeit:
25 Minuten

Zutaten
- 2 Zwiebeln
- 2 Paprikaschoten
- 1 Bund Kerbel
- 600 g Austernpilze
- 500 g Rinderfilet
- 4 EL Olivenöl
- 200 ml Gemüsebrühe
- 1 EL Schmand (25 g)
- 250 g Frischkäse (Magerstufe)
- Muskatnuss
- Salz und Pfeffer
- 1 EL Speisestärke

Zubereitung

1. Die Zwiebeln schälen und in feine Würfel schneiden. Die Paprikaschoten halbieren, entkernen, waschen und in grobe Würfel schneiden. Den Kerbel waschen, trocken schütteln, die Blättchen abzupfen und fein hacken. Die Austernpilze putzen und längs halbieren. Das Rinderfilet waschen, trocken tupfen, gegebenenfalls entsehnen, und in feine Streifen schneiden.
2. In einer beschichteten Pfanne 2 EL Öl erhitzen. Zwiebel-, Paprikawürfel und Pilze darin 2–3 Minuten scharf anbraten. Mit der Gemüsebrühe ablöschen und den Schmand sowie den Frischkäse dazugeben. Die Kräuterrahm-Pilze mit Muskat, Salz und Pfeffer würzen.
3. Die Speisestärke mit 4 EL kaltem Wasser verrühren. Die Mischung in das Pfannengericht einrühren und das Ganze kurz aufkochen lassen. Den Kerbel dazugeben und weitere 1–2 Minuten kochen.
4. In der Zwischenzeit das restliche Öl erhitzen und die Filetstreifen darin 3–4 Minuten braten. Mit Pfeffer würzen. Zum Servieren die Kräuterrahm-Austernpilze auf Tellern anrichten und die Rinderfiletstreifen darauf verteilen.

Tipps: Anstelle der Gemüsebrühe kann man auch dunkles alkoholfreies Bier verwenden. Als Beilage passt sehr gut Selleriepüree: Dafür 1 Knollensellerie schälen, in grobe Würfel schneiden und in Salzwasser etwa 15 Minuten weich kochen. Abgießen. 2 EL Kokosöl, 200 ml heiße Milch, Muskatnuss, Salz und Pfeffer dazugeben und mit dem Stabmixer zu einem Püree verarbeiten und abschmecken.

Nährwerte pro Portion:
413 kcal, 41,3 g Eiweiß, 19,9 g Fett, 12,5 g Kohlenhydrate

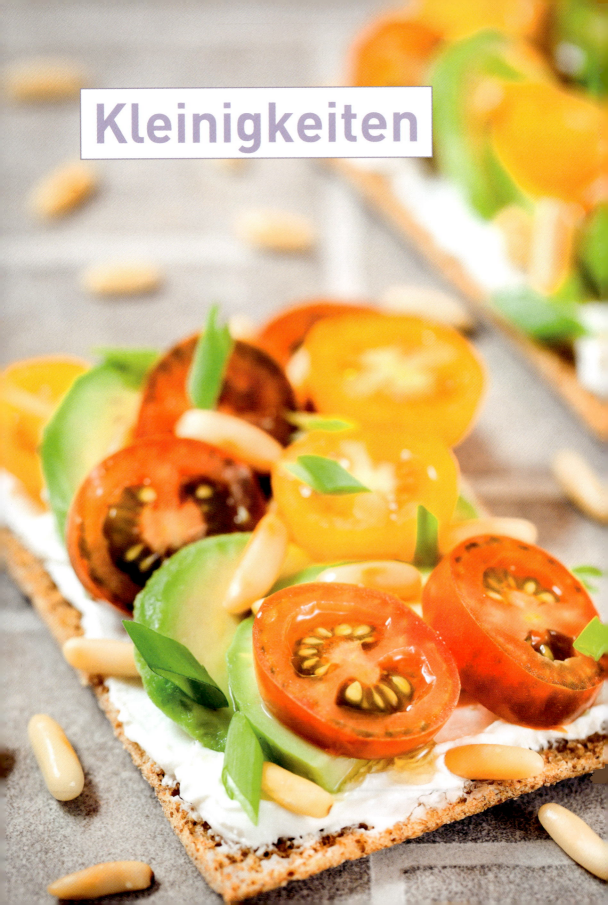
Kleinigkeiten

Homemade Knäckebrot

Für 2 Portionen
Zubereitungszeit:
25 Minuten

Zutaten
Für 4 Scheiben Knäckebrot:
- 2 EL geschrotete Leinsamen
- ½ TL Sesam (geschält)
- 2 EL Haferkleie
- 1 EL Rapsöl

Für den Belag:
- 4 TL Pinienkerne
- ½ Avocado
- 4 Cocktailtomaten (rot und gelb)
- 1 Frühlingszwiebel
- 4 EL Hüttenkäse (60 g)

Zubereitung

1. Den Backofen auf 150 °C (Ober-/Unterhitze) vorheizen. Für das Knäckebrot Leinsamen, Sesam, Haferkleie und 6 EL kaltes Wasser verrühren. 3–5 Minuten quellen lassen. Ein Backblech mit Backpapier belegen und dieses mit dem Öl bepinseln. Die Knäckebrotmasse zu 4 ganz dünnen Scheiben darauf verstreichen. Mit angefeuchteten Fingern oder einem feuchten Löffel flach drücken.
2. Im Backofen 8-10 Minuten backen. Herausnehmen und abkühlen lassen.
3. Für den Belag die Pinienkerne in einer beschichteten Pfanne ohne Fett goldbraun rösten. Das Avocadofruchtfleisch aus der Schale heben und in dünne Scheiben schneiden. Die Tomaten waschen und in Scheiben schneiden. Die Frühlingszwiebel putzen, waschen und in Ringe schneiden.
4. Die Knäckebrote mit jeweils 1 EL Hüttenkäse bestreichen. Das Gemüse darauf verteilen und mit den gerösteten Pinienkernen bestreuen.

Nährwerte pro Portion:
284 kcal, 11,7 g Eiweiß, 19,8 g Fett, 11,3 g Kohlenhydrate

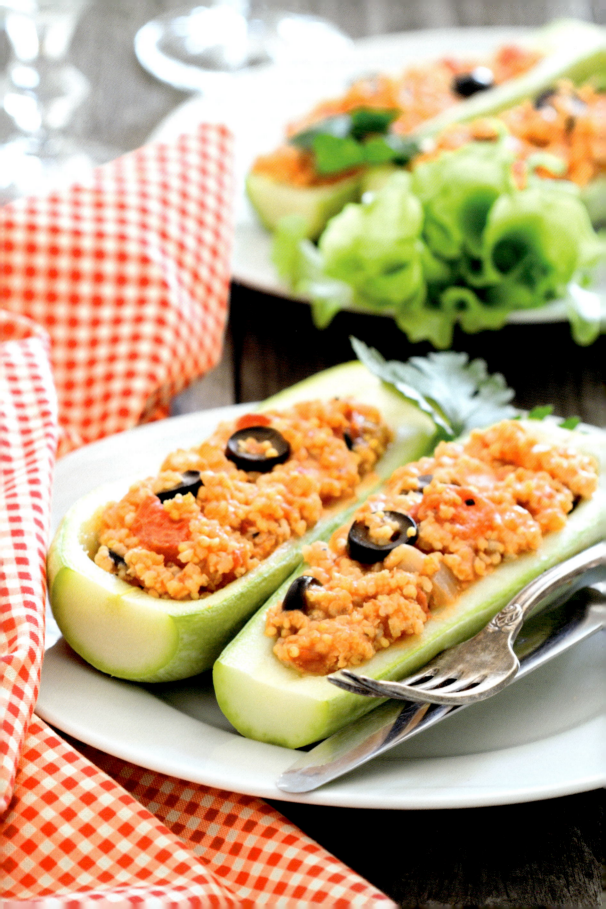

Zucchini mit Quinoafüllung

Für 4 Portionen
Zubereitungszeit:
40 Minuten

Zutaten
- 200 g Quinoa
- Salz
- 4 Zucchini (à ca. 200 g)
- 2 Stängel Petersilie
- 100 g Tomaten
- 50 g schwarze Oliven in Scheiben
- 1 Ei (Größe M)
- 80 g geriebener Parmesan
- Pfeffer
- Chiliflocken nach Geschmack
- 2 EL Sonnenblumenöl
- 400 ml Gemüsebrühe

Zubereitung

1. Quinoa in gesalzenem Wasser nach Packungsanweisung ausquellen lassen.
2. Die Zucchini putzen, waschen, längs halbieren und das Kerngehäuse mit einem Teelöffel herauskratzen, dabei einen etwa ½ cm breiten Rand stehen lassen. Die Petersilie waschen, trocken schütteln, Blättchen abzupfen und fein hacken. Die Tomaten waschen und ohne den Stielansatz fein würfeln.
3. Quinoa, Oliven, Tomaten, Petersilie, das aufgeschlagene Ei und Parmesan mischen. Mit Salz, Pfeffer und Chiliflocken kräftig abschmecken. Die Zucchini damit füllen.
4. Öl in einer großen Deckelpfanne erhitzen und die Zucchini darin kurz andünsten. Die Brühe zugießen und die Zucchini in der geschlossenen Pfanne 15–20 Minuten schmoren. Herausnehmen und nach Belieben mit etwas Blattsalat anrichten.

Nährwerte pro Portion:
415 kcal, 18 g Eiweiß, 20 g Fett, 37 g Kohlenhydrate

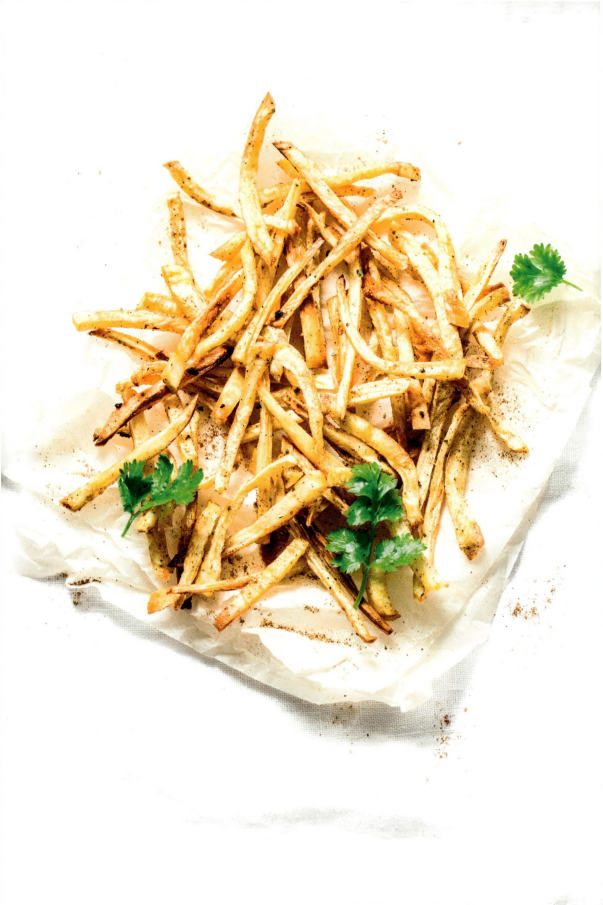

Pastinaken-Pommes

Für 4 Portionen
Zubereitungszeit:
60 Minuten

Zutaten
- 1 kg Pastinaken
- 2 EL Olivenöl
- ¾ TL Salz
- ¼ TL gemahlener Pfeffer
- ¼ TL gemahlener Knoblauch
- 70 g geriebener Parmesan
- einige Petersilienblättchen

Zubereitung

1. Den Backofen auf 230 °C (Ober-/Unterhitze) vorheizen. Das Backblech mit Backpapier auslegen. Die Pastinaken mit einer Bürste putzen oder, wenn sie besonders groß und dick sind, schälen. Die Wurzeln der Länge nach in dünne Scheiben schneiden. Diese dann in Stäbchen schneiden.
2. Die Pastinakenstäbchen in eine Schüssel geben und mit Olivenöl, Salz, Pfeffer und Knoblauchpulver vermengen. Auf dem Backblech verteilen und im heißen Ofen 40 Minuten backen.
3. Nach der Hälfte der Backzeit einmal wenden. 2 Minuten vor Ablauf der Backzeit die Pastinakenstreifen mit geriebenem Parmesan bestreuen und zurück in den Ofen geben, bis der Käse ganz leicht gebräunt ist. Herausnehmen und mit Petersilienblättchen anrichten.

Nährwerte pro Portion:
233 kcal, 7,8 g Eiweiß, 11,2 g Fett, 22,6 g Kohlenhydrate

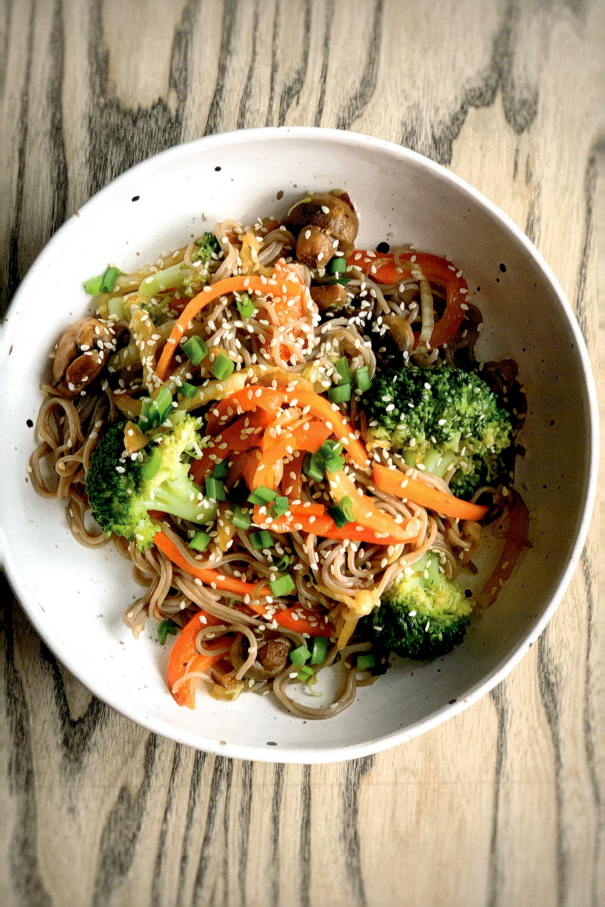

Asiatische Gemüsepfanne mit Buchweizennudeln

Für 2 Portionen
Zubereitungszeit: 30 Minuten

Zutaten

- 1 Frühlingszwiebel
- 500 g Brokkoli
- 1 rote Paprikaschote
- 1 Möhre
- 100 g Shiitake-Pilze
- 100 g japanische Buchweizennudeln (»Soba«)
- 1 Zwiebel
- 1 walnussgroßes Stück Ingwer
- 1 TL Sesamöl
- Salz, Pfeffer
- 2 EL Gemüsebrühe
- 1 EL Sojasauce
- 1 TL Reisessig
- 10 g Sesam (geschält)

Zubereitung

1. Die Frühlingszwiebel putzen, waschen und in feine Röllchen schneiden, beiseitestellen. Den Brokkoli putzen, waschen und in kleine Röschen teilen. Die Paprika halbieren, entkernen, waschen und in Streifen schneiden. Die Möhre putzen, schälen und in feine Streifen schneiden. Die Shiitake-Pilze putzen und klein schneiden.
2. Die Buchweizennudeln nach Packungsanweisung zubereiten. In ein Sieb abgießen, gut mit kaltem Wasser abspülen und abtropfen lassen.
3. Zwiebel und Ingwer schälen, fein würfeln und im heißen Öl in einem Wok oder einer Pfanne andünsten. Brokkoli dazugeben und anbraten. Dann die Möhren- und Paprikastreifen sowie die Pilze dazugeben und kurz anbraten. Mit Salz und Pfeffer würzen. Brühe, Sojasauce und Reisessig dazugeben und alles etwa 5 Minuten garen.
4. Die Nudeln und die Frühlingszwiebeln unter das Gemüse mischen. Mit Pfeffer abschmecken. Den Sesam darüberstreuen und das Gericht servieren.

Nährwerte pro Portion:
258 kcal, 15,1 g Eiweiß, 7,4 g Fett, 29,3 g Kohlenhydrate

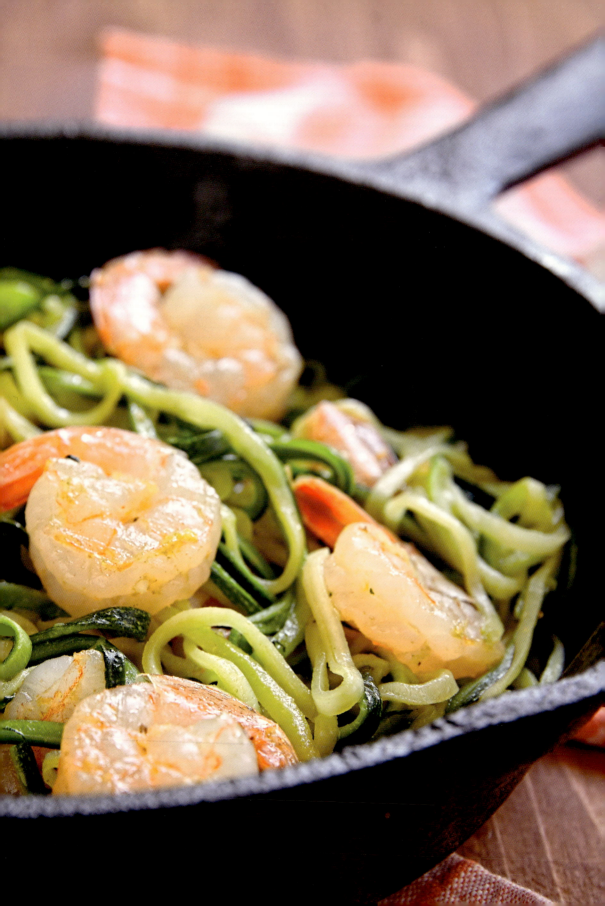

Zucchini-Spaghetti mit Garnelen

Für 4 Portionen
Zubereitungszeit:
20 Minuten + Auftauzeit

Zutaten

- 500 g tiefgefrorene rohe Garnelen (ohne Kopf, geschält, entdarmt, ggf. mit Schwanz)
- 4 Zucchini (gelb und grün, à ca. 300 g)
- 2 Knoblauchzehen
- 2 Bio-Zitronen
- 4 Stängel Petersilie
- 2 EL Olivenöl
- Salz, Pfeffer

Zubereitung

1. Die Garnelen auftauen lassen, anschließend waschen und trocken tupfen.
2. Die Zucchini putzen, waschen und längs in sehr feine Streifen schneiden oder auf einem Spiralschneider in feine Streifen hobeln. Die Knoblauchzehen schälen und in dünne Scheiben schneiden. 1 Zitrone waschen, trocken reiben und die Schale fein abreiben. Beide Zitronen halbieren und den Saft auspressen. Die Petersilie waschen, trocken schütteln und die Blättchen fein hacken.
3. Das Öl in einer beschichteten Pfanne erhitzen und die Garnelen darin 3 Minuten braten. Mit Salz und Pfeffer würzen. Die Garnelen herausnehmen und beiseitestellen. Die Zucchinistreifen ins Bratfett geben und 2 Minuten unter Wenden bei starker Hitze braten. Den Knoblauch zugeben und mitbraten.
4. Die Zucchinistreifen mit dem Zitronensaft ablöschen, mit Salz und Pfeffer würzen. Garnelen, Zitronenschale und Petersilie unter die Zucchini-Spaghetti mischen und das Gericht servieren.

Nährwerte pro Portion:
228 kcal, 28,8 g Eiweiß, 7,7 g Fett, 8,1 g Kohlenhydrate

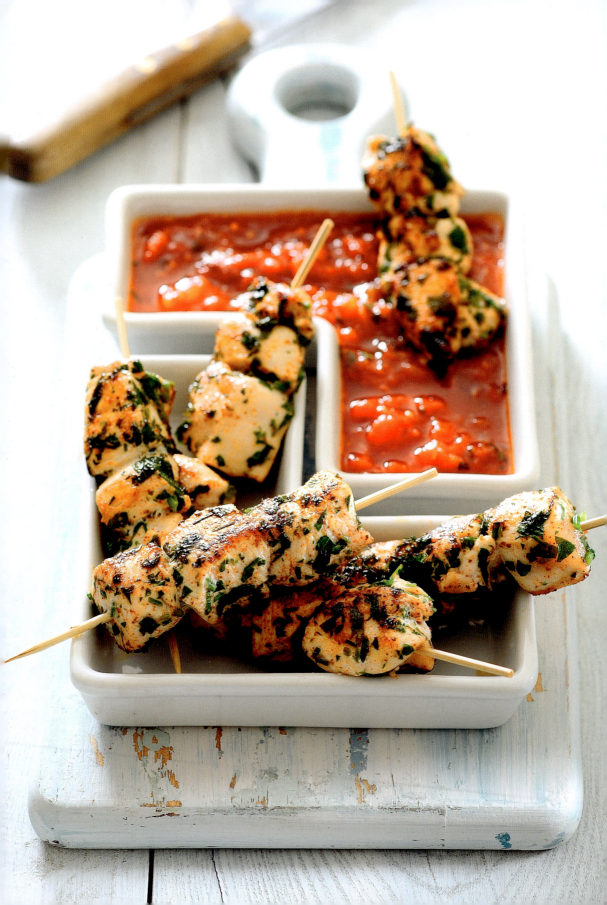

Hähnchenspieße mit spicy Sauce

Für 4 Portionen
Zubereitungszeit:
35 Minuten + 1 Stunde Marinierzeit

Zutaten

Für die Spieße:
- 2 Hähnchenbrustfilets (à ca. 300 g)
- 1 große rote Chilischote
- 2 Knoblauchzehen
- ¼ Bund Koriander
- 1 TL Koriandersaat
- 50 ml Olivenöl

Für die Sauce:
- 300 g Kirschtomaten
- 2 Frühlingszwiebeln
- 1 Knoblauchzehe
- 1 walnussgroßes Stück Ingwer
- 2 EL Olivenöl
- 1 TL Honig
- Meersalz, Pfeffer

Außerdem:
- 8 Schaschlikspieße

Zubereitung

1. Für die Spieße das Hähnchenbrustfilet waschen, trocken tupfen und in etwa 1 cm große Würfel schneiden. Das Fleisch auf die 8 Spieße stecken und diese in eine Schüssel legen.
2. Die Chilischote waschen und fein hacken. Die Knoblauchzehen schälen und fein hacken. Den Koriander waschen, trocken schütteln, Blättchen abzupfen und fein hacken. Chili, Knoblauch, gehackten Koriander, Koriandersaat und Olivenöl verrühren. Diese Marinade über die Spieße verteilen und das Fleisch etwa 1 Stunde marinieren.
3. Für die Sauce die Tomaten waschen und klein schneiden. Die Frühlingszwiebeln putzen, waschen und fein schneiden. Den Knoblauch und den Ingwer schälen, fein würfeln und beides im heißen Öl andünsten. Frühlingszwiebeln und Tomaten dazugeben und in etwa 15 Minuten einkochen lassen.
4. Die marinierten Hähnchenspieße in einer beschichteten Pfanne etwa 10 Minuten braten. Zwischendurch mehrmals wenden. Die Sauce mit Honig, Salz und Pfeffer kräftig abschmecken und zu den Hähnchenspießen servieren.

Nährwerte pro Portion:
343 kcal, 36,5 g Eiweiß, 18,8 g Fett, 6,2 g Kohlenhydrate

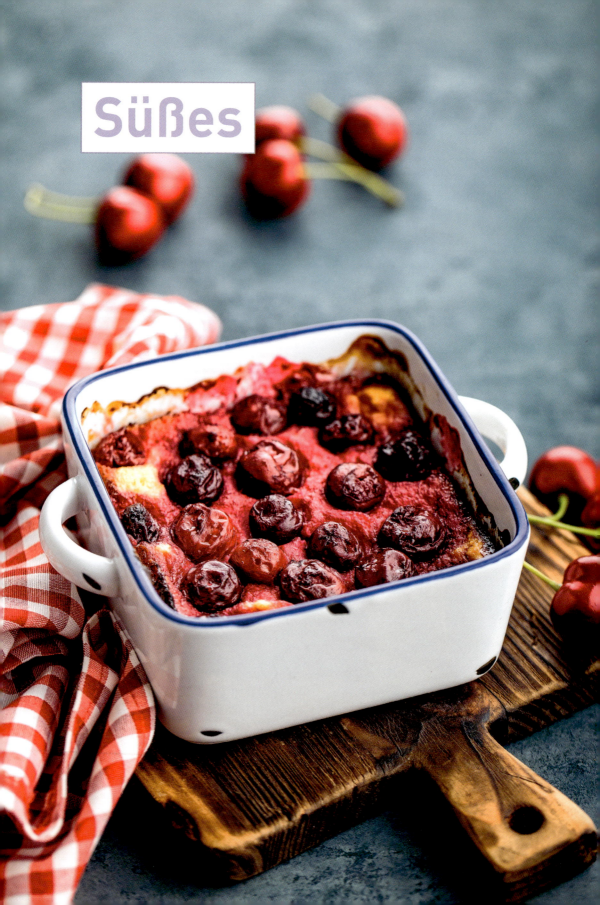

Süßes

Kirschenmichel

Für 4 Portionen
Zubereitungszeit:
45 Minuten

Zutaten
- 1 TL Butter für die Form
- 2 Eiweiß + 4 Eier (Größe L)
- 1 Prise Salz
- Saft von 1 Zitrone
- Mark von 1 Vanilleschote
- 8 EL Kokosflocken
- 300 g Magerquark
- 200 ml Milch (1,5 % Fett)
- 2 EL Johannisbrotkernmehl
- 600 g Kirschen (frisch oder aus dem Glas, ungezuckert)
- 1 EL Erythrit-Puder
- 30 g gehackte Walnusskerne

Zubereitung

1. Den Backofen auf 160 °C (Umluft) vorheizen. Eine Auflaufform ausbuttern. Eiweiß mit 1 Prise Salz und Zitronensaft steif schlagen. Ganze Eier in eine Schüssel aufschlagen, Vanillemark, Kokosflocken, Quark und Milch dazugeben und alles gut verrühren. Das Johannisbrotkernmehl zugeben und unterrühren. Den Eischnee vorsichtig unter die Quarkmasse heben und in die Auflaufform geben.

2. Die frischen Kirschen waschen, entstielen und entsteinen. Kirschen aus dem Glas in ein Sieb geben und gut abtropfen lassen. Die Kirschen gleichmäßig auf der Quarkcreme verteilen. 25–30 Minuten im Backofen (Mitte) backen. Kurz vor Ende der Backzeit mit Erythrit-Puder bestäuben und mit Walnüssen bestreuen. Warm servieren.

Nährwerte pro Portion:
384 kcal, 23,4 g Eiweiß, 21,3 g Fett, 24,1 g Kohlenhydrate

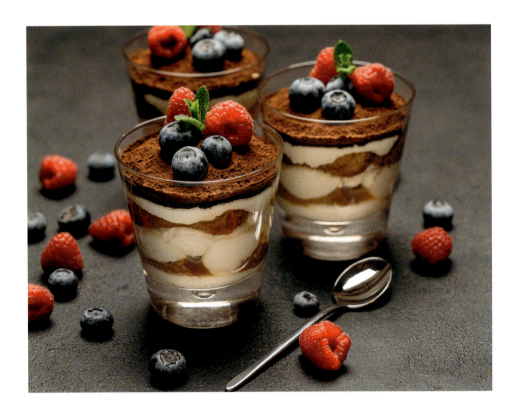

Quark-Tiramisu

Für 4 Portionen
Zubereitungszeit:
50 Minuten + Zeit zum Durchziehen

Zutaten

Für den Biskuit:
- 3 Eier (Größe M)
- Salz
- 1 EL Xylit
- 100 g gemahlene Mandeln
- 1 Tasse Espresso
- 2 TL Rumaroma

Für die Creme:
- 250 g Quark (20 % Fett i. Tr.)
- 2 Eigelb (Größe M)
- 2 EL Xylit

Außerdem:
- 4 Trinkgläser
- 50 g Blaubeeren
- 2 EL Backkakao
- ½ TL Zimt
- 50 g Himbeeren
- einige Minzeblättchen

Zubereitung

1. Den Backofen auf 180 °C (Ober-/ Unterhitze) vorheizen. Für den Biskuit die Eier trennen und das Eiweiß in einer Schüssel mit einer Prise Salz steif schlagen. In einer anderen Schüssel Eigelb mit dem Xylit und den Mandeln gut verrühren und danach vorsichtig unter den Eischnee heben. Den Teig auf ein mit Backpapier belegtes Backblech geben und glatt streichen. Im Backofen 20 Minuten backen.
2. Den Biskuitboden vom Blech lösen, stürzen und das Backpapier abziehen. Abkühlen lassen. Dann mit einem Glas, das kleiner ist als die zum Anrichten verwendeten, oder mit einem runden Ausstecher 8 Böden ausstechen.
3. Für die Creme Quark, Eigelb und Xylit verrühren. Dann das Tiramisu einschichten: Dafür in einem tiefen Teller Espresso und Rumaroma mischen. Die Biskuittaler kurz darin eintauchen und den Boden der Gläser damit auslegen. Die Hälfte der Quarkcreme etwa 2 cm dick auf den Teig streichen, abermals je einen kaffeegetränkten Biskuittaler darauflegen und die restliche Creme darübergeben. Das Tiramisu am besten über Nacht im Kühlschrank durchziehen lassen.
4. Vor dem Servieren die Beeren verlesen, waschen und trockentupfen. Kakaopulver und Zimt mischen. Das Tiramisu mit der Zimt-Kakao-Mischung bestäuben und mit Beeren und Minzeblättchen garnieren.

Nährwerte pro Portion:
358 kcal, 21,4 g Eiweiß, 24,7 g Fett, 5,7 g Kohlenhydrate

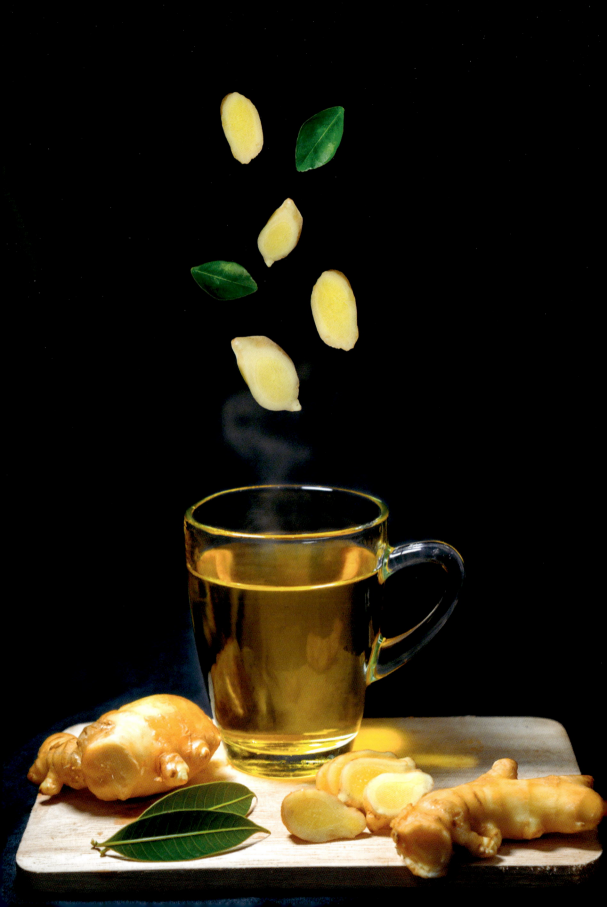

Ingwer-Shot

Für 10 Shots
Zubereitungszeit:
15 Minuten

Zutaten
- 100 g (Bio-)Ingwer
- 4 Zitronen
- Süßungsmittel (z. B. Agavendicksaft, Honig, Erythrit) nach Geschmack

Außerdem:
- 10 kleine Fläschchen, z. B. von probiotischen Drinks, zum Aufbewahren

Zubereitung

1. Den Ingwer sehr sparsam schälen. Das geht am besten mit einem Teelöffel. Bei Bio-Ingwer reicht es, die Schale einfach nur abzuwaschen. Den Ingwer in grobe Stücke schneiden. Die Zitronen halbieren und auspressen.
2. Ingwer und Zitronensaft in einen Mixer geben und glatt pürieren. Nach Wunsch mit Agavendicksaft, Honig oder Erythrit süßen. Nach dem Mixen den Saft optional noch durch ein Sieb gießen, um Fasern zu entfernen.
3. Die fertigen Ingwer-Shots in die 10 Fläschchen abfüllen und in den Kühlschrank stellen. Dort bleiben sie einige Tage frisch. Jeden Tag ein bis zwei Shots trinken.

Tipp: Der Ingwer-Shot ist hochkonzentriert, daher am besten langsam trinken. Er lässt sich auch mit Wasser oder Orangensaft mischen oder mit heißem Wasser verdünnt als eine Art Tee trinken.

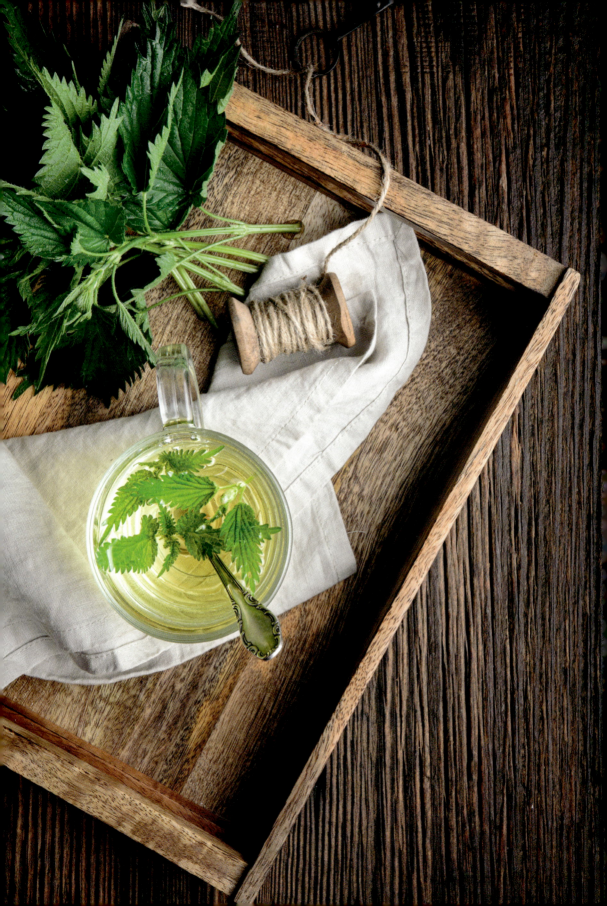

Brennnesseltee

Für 1 Person
Zubereitungszeit:
15 Minuten

Zutaten

- 3–4 TL frische, fein geschnittene Brennnesselblätter (oder 1 TL getrocknete Blätter)
- 200 ml Wasser
- Süßungsmittel (Agavendicksaft, Honig, Erythrit) nach Geschmack

Zubereitung

1. Brennnesselblätter in eine Tasse geben. Mit 200 ml kochendem Wasser übergießen und zugedeckt 10–15 Minuten ziehen lassen.
2. Die Blätter abseihen, den Tee nach Wunsch mit Agavendicksaft, Honig oder Erythrit verfeinern und trinken.

Tipp: Als Frühjahrs- oder Herbstkur können Sie diesen Tee dreimal täglich für 3–4 Wochen trinken.

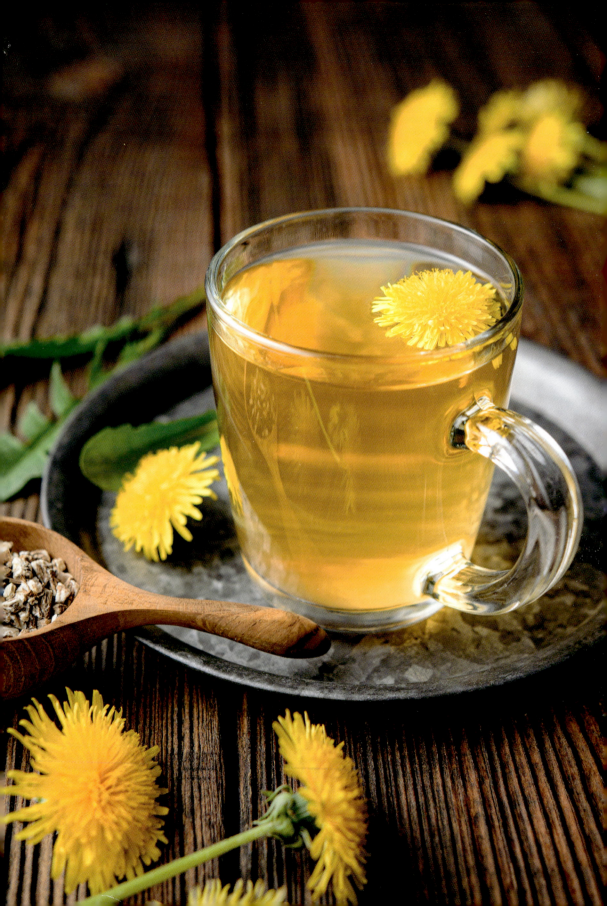

Kardamom-Löwenzahntee

Für 1 Person
Zubereitungszeit:
15 Minuten

Zutaten
- 200 ml Wasser
- 2 EL Zitronensaft
- 1 TL Kardamom-kapseln
- 1 EL natürlicher Cranberrysaft (ungesüßt)
- TL geschnittene Löwenzahnwurzel

Zubereitung
1. Das Wasser, Zitronensaft, Kardamomkapseln und den Cranberrysaft aufkochen.
2. Die Löwenzahnwurzeln dazugeben und den Tee etwa 10 Minuten ziehen lassen.
3. Den Kardamom-Löwenzahntee abseihen und heiß genießen.

Rezeptübersicht

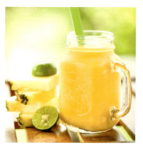
Ananas-Limetten-Smoothie 69

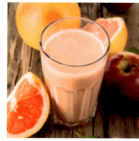
Grapefruit-Frühstücksdrink 71

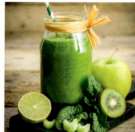
Grüner Entschlacker 73

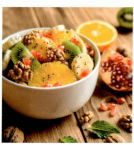
Fruchtsalat »Healthy« 75

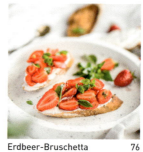
Erdbeer-Bruschetta 76

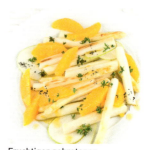
Fruchtiger gebratener
Spargelsalat 79

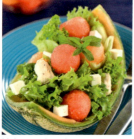
Melonensalat mit
Geflügel und Feta 81

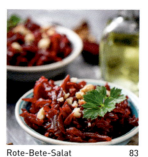
Rote-Bete-Salat 83

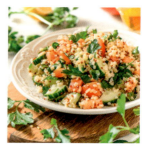
Quinoa-Tabouleh 85

Lymphdrainage

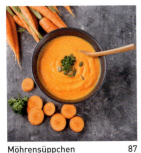
Möhrensüppchen 87

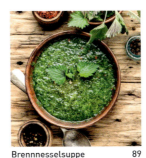
Brennnesselsuppe 89

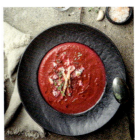
Rote-Bete-Suppe 91

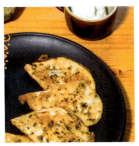
Sellerieschnitzel
mit Limettenquark 93

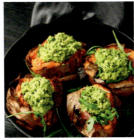
Gebackene Süßkartoffel
mit Avocadocreme 95

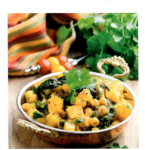
Kartoffel-Blumenkohl-Curry 97

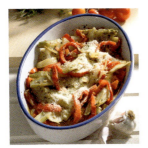
Gratiniertes Fenchel-
Paprika-Gemüse 99

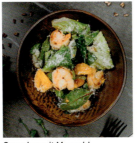
Garnelen mit Mangold
und Kürbis 101

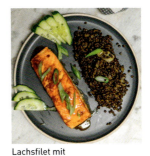
Lachsfilet mit
Belugalinsensalat 103

Rezeptübersicht

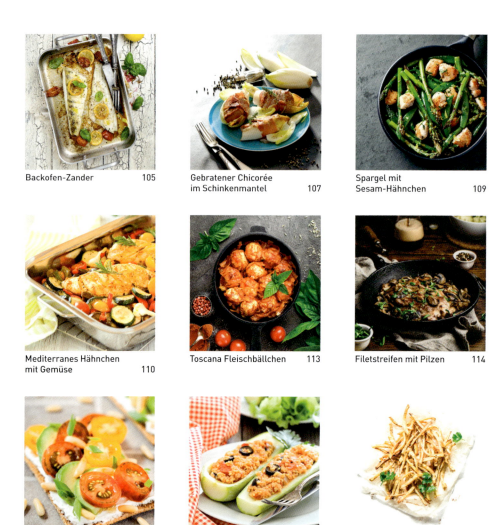

Backofen-Zander 105	Gebratener Chicorée im Schinkenmantel 107	Spargel mit Sesam-Hähnchen 109
Mediterranes Hähnchen mit Gemüse 110	Toscana Fleischbällchen 113	Filetstreifen mit Pilzen 114
Homemade Knäckebrot 117	Zucchini mit Quinoafüllung 119	Pastinaken-Pommes 121

Lymphdrainage

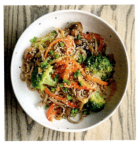
Asiatische Gemüsepfanne mit Buchweizennudeln   123

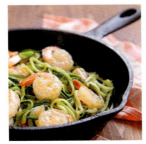
Zucchini-Spaghetti mit Garnelen   125

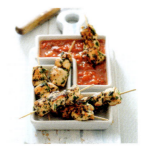
Hähnchenspieße mit spicy Sauce   127

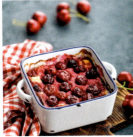
Kirschenmichel   129

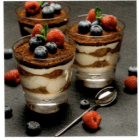
Quark-Tiramisu   130

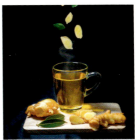
Ingwer-Shot   133

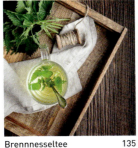
Brennnesseltee   135

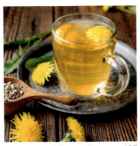
Kardamom-Löwenzahntee   137

Claudia Lenz

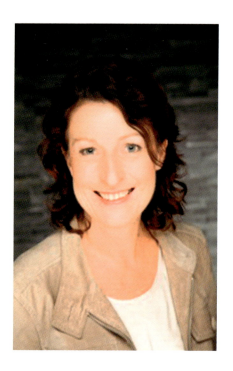

Claudia Lenz ist Ökotrophologin und arbeitet seit vielen Jahren als Fachlektorin und Autorin zu Themen rund um gesunde Küche, Freizeitsport und Gesundheit. Die gebürtige Oberbayerin beschäftigte sich schon als Jugendliche mit verschiedensten – auch extremen – Ernährungsformen und studierte in der Milch- und Bierstadt Freising-Weihenstephan Ernährungswissenschaften. Dennoch ist es nur ein Zufall, dass ihre heutige Wahlheimat das Ruhrgebiet, namentlich die Ruhrgebietsstadt Essen, ist.

Aus der Feder von Claudia Lenz stammen viele Titel zur kohlenhydratbewussten Ernährung, unter anderem der Bestseller »Low Carb – das 8-Wochen-Programm« aus dem Trias Verlag. Eine entzündungshemmende und immunstärkende Ernährung und Lebensweise sind weitere ihrer Schwerpunktthemen, mit großem Augenmerk auch auf gesunde Bewegung. Als Kind in ihrer Freizeit Leistungssportlerin, ist Claudia Lenz heute Freizeitkletterin und entdeckt mit ihren Kindern gerne immer wieder Neues, zuletzt Baumzelte und Lamawandern.

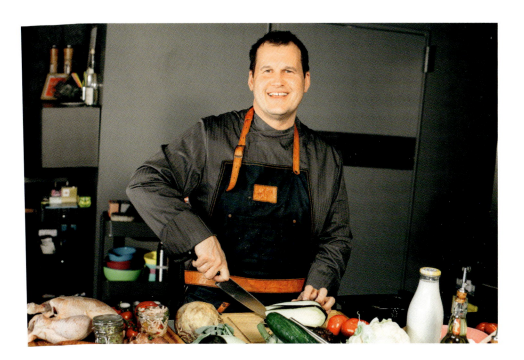

Wolfgang Link

Der aus TV und Medien bekannte Low Carb-Koch Wolfgang Link stammt aus dem mittelfränkischen Neuendettelsau. Nach seiner Kochausbildung in einem feinen Hotel/Gasthof und einigen weiteren Stationen in der Gastronomie verschlug es den charismatischen Koch in die Business-Gastronomie eines internationalen Automobilzulieferers, wo er heute den Catering-Service an mehreren Standorten leitet. Aufgrund seiner Liebe zum Beruf folgten verschiedene Ausbildungen, etwa zum Diätkoch, zum Küchenmeister und zum technischen Betriebswirt. Ein Meilenstein seiner beruflichen Weiterentwicklung war die Ausbildung zum LOGI-Experten.

Sein inzwischen sehr umfangreiches Betätigungsfeld reicht von Vorträgen über Kochkurse in seiner eigenen Genussschule, Kochshows, Gastro-Beratungen sowie einen eigenen You-Tube-Kanal bis hin zu regelmäßigen Fernsehauftritten im Bayerischen Fernsehen. Seiner Autorenfeder entstammen mittlerweile mehr als 20 Kochbücher, wovon einige Bestseller geworden sind.

Impressum

Rechtlicher Hinweis:
Soweit in diesem Buch medizinische Empfehlungen und Dosierungen genannt werden, haben die Autoren größtmögliche Sorgfalt walten lassen. Die Informationen aus diesem Buch können dennoch keinesfalls eine ärztliche Behandlung ersetzen. Über die individuelle Therapie und den gegebenenfalls nötigen Medikamenteneinsatz kann nur in Abstimmung mit dem behandelnden Arzt entschieden werden.

Copyright © 2021
Weltbild GmbH & Co. KG, Werner-von-Siemens-Str. 1, 86159 Augsburg

Alle Rechte vorbehalten.
Nachdruck, auch auszugsweise, sowie Verbreitung durch Film, Funk und Fernsehen, durch fotomechanische Wiedergabe, Tonträger und Datenverarbeitungssysteme jeglicher Art nur mit schriftlicher Genehmigung des Verlages.

Redaktion:	Schmieder-Media GmbH, Lünen
Gestaltung:	creative Vision, Lünen
Satz:	A flock of sheep, Lübeck
Fotografie:	shutterstock.com
Coverfoto:	shutterstock.com
Autorenfoto W. Link:	Bartosz Ludwinski
Umschlaggestaltung:	Maria Seidel, atelier-seidel.de
Druck und Bindung:	COULEURS Print & More GmbH, Köln

Printed in the EU
ISBN: 978-3-8289-4474-9

Einkaufen im Internet: *www.orbisana.de*